TAMARA SCHWAB

DEIN HERZ, MEIN HERZ

mosaik

TAMARA SCHWAB

DEIN HERZ, MEIN HERZ

Wie mir eine Organspende
ein zweites Leben schenkte

mosaik

INHALT

VORWORT

Ist das Leben nicht wie eine riesengroße Wundertüte? Nie wissen wir, welches Geschenk als Nächstes rausfällt oder was wir als Nächstes zu fassen kriegen. Manchmal ist es etwas, worüber wir uns wahnsinnig freuen und großes Glück empfinden. Und manchmal sind es Momente und Erfahrungen, die uns wütend machen oder uns die Tränen in die Augen treiben. Doch was es auch sein mag, ob Positives oder Negatives – letztlich schenkt uns das Leben damit immer eine Erfahrung, eine Erkenntnis oder eine Emotion.

So wie auch diese Erkenntnis, die meine Quintessenz aus fünf Jahren Lebenskampf ist. Aus fünf Jahren Wundertüte mit viel zu vielen negativen Erlebnissen und Momenten. Und doch entpuppten sich diese Wundertütengeschenke als die wertvollsten in meinem gesamten Leben …

Meine Geschichte begann im Jahr 2016. Als frische Uniabgängerin erhielt ich im Alter von 23 Jahren meine allererste Festanstellung. Doch bereits als ich den Vertrag unterschrieb, spürte ich, dass irgendetwas mit mir nicht stimmte. Seit einigen Wochen kam ich einfach nicht mehr zur Ruhe und hatte schon länger einen seltsamen Druck auf der Brust, der es mir schwer machte zu atmen. Viel zu lange ignorierte ich diese Gefühle. »Ist ja sicher nur etwas zu viel Stress, das legt sich wieder«, redete ich mir ein. Bis ich doch irgendwann mal den Hausarzt besuchte. Und sechs Wochen später, am 24. Mai 2016, heulend die Praxis eines Kardiologen verließ. Mit einem Rezept für mehrere Medikamente, einem vorläufigen Sportverbot und einer Arbeitsunfähigkeitsbescheinigung für die nächsten zweieinhalb Monate in der Hand. Mitten in der Probezeit meiner Festanstellung. Weil der Arzt eine Herzmuskelentzündung diagnostiziert hatte. »Sie haben wohl in letzter Zeit krank Sport gemacht.«

Es war der Startschuss für einen jahrelangen Kampf ums Leben mit unzählig vielen Runden. Der jedoch erst eineinhalb Jahre später so richtig begann. Als ich am 28. Januar 2018 mit einem plötzlichen Herztod im Fitnessstudio vom Ergometer-Rad fiel. Ohne Ankündigung. Einfach so. Obwohl ich als wieder geheilt und damit als gesund galt. Trotz einer Wahrscheinlichkeit von weniger als zehn Prozent überlebte ich. Ohne bleibende kognitive Schäden, welche bei bis zu 55 Prozent der Überlebenden festgestellt werden.[1] Ich erwischte somit die wenigen fünf Prozent Wahrscheinlichkeit, ein Leben danach noch halbwegs normal zu führen. Jedoch nur weil fünf fremde Männer mich 45 Minuten lang im Fitnessstudio reanimierten. Einen Tag nach dem Vorfall wachte ich aus dem künstlichen Koma auf und fünf Tage später erhielt ich einen implantierbaren Defibrillator (ICD) in meine Brust. »Damit so was nicht noch mal passieren kann«, wie mir der Arzt versprach. Doch genau sechs Monate später entpuppte sich die Aussage des Mediziners als schwerer Irrtum. Ich flog nach Ibiza. Wollte einfach nur einen erholsamen Urlaub verbringen. Doch statt Erholung überraschten mich bereits am zweiten Tag im Frühstücksraum des Hotels fünf Elektroschocks meines Defibrillators bei vollem Bewusstsein. Die jedoch erfolglos gegen meine Herzrhythmusstörungen ankämpften. Ich wurde ohnmächtig und musste erneut reanimiert werden. Weil ich meinen zweiten plötzlichen Herztod hatte. Doch auch bei diesem kämpfte ich mich zurück ins Leben. Ohne bleibende Schäden. Acht Tage nach dem Vorfall wurde ich mit einem Ambulanzflug zurück nach Deutschland geflogen. Traumatisiert von den Elektroschocks und mit panischer Angst im Gepäck. Doch die Ärzte hatten nach meiner Ankunft nur drei Sätze für mich übrig: »Was stellen Sie sich denn so an? Der Defibrillator hat eben die Welle nicht gefunden. Aber Sie sind ja trotzdem geschützt.« Ich war sprachlos. Und wurde nach 13 Tagen Herumliegen und Nichtstun wieder entlassen. Für ganze drei Wochen. Denn bei einem Besuch meines Freundes in Kempten bekam ich erneut gefährliche Rhythmusstörungen. Ohne Defibrillatorschocks, aber mit Notarzteinsatz und anschließendem Krankenhausaufenthalt. Neue Ärzte nahmen sich meiner an und verödeten die Stellen im Herz, die für die Herzrhythmusstörungen verantwortlich waren. Zunächst erfolgreich. Doch ein halbes Jahr später traf mich der nächste Vorfall, der mich erneut mit dem Rettungswagen ins Krankenhaus brachte. So ging es die darauffolgenden Jahre immer weiter. Ins Krankenhaus rein, aus dem Krankenhaus raus, wenige Monate später dasselbe Spiel. Und währenddessen wurden die Ärzte immer ratloser. Bis 2021 plötzlich die große Wendung meiner Geschichte kam. Die große Wendung, die der Beginn meines zweiten Buches *Dein Herz, mein Herz* ist.

Es ist ein Buch mit einer Geschichte, die das Leben schrieb. Vollgepackt mit Emotionen, Herausforderungen, Überraschungen und Rückschlägen. Mit so vielen Wundern, dass sie es glatt mit *Alice im Wunderland* aufnehmen kann. Es ist eine Geschichte, die dir wahrlich unter die Haut gehen wird, die dich zum Lachen, zum Weinen und zum Staunen bringt. Und eine Geschichte, die dich mitten ins Herz trifft. Die dir bewusst macht, was im Leben wirklich zählt und wie man es schafft, auch in den schlimmsten Fluten den Kopf über Wasser zu halten. Deshalb lass dich mitreißen und verzaubern. Von der Wundertüte des Lebens, die manchmal unseren Alltag auf den Kopf stellt, uns herausfordert und uns damit gleichzeitig zeigt, wie wertvoll unsere Zeit auf Erden ist. *Dein Herz, mein Herz* ist mehr als eine Autobiografie – es ist ein Tauchgang in das wahre Leben, eine Reise zu dir selbst. Und eine Erinnerung daran, dass es sich immer lohnt, nach vorne zu schauen, unermüdlich an das Happy End zu glauben und niemals aufzugeben im Kampf um das Leben …

1. KAPITEL
~~NEUES SPIEL – NEUES GLÜCK~~
NEUER KARDIOLOGE – NEUES PECH!

19. Januar 2021

Das ist ein schlechter Scherz, oder? Ich saß in meinem Zimmer auf meinem Schreibtischstuhl und starrte gefühlte 15 Minuten auf mein iPhone, während ich versuchte, meine Gedanken in halbwegs gerade Bahnen zu bringen. Doch ich blieb fassungslos. Fassungslos, welche Botschaft mir mein neuer Kardiologe da gerade, am 19. Januar 2021, am Telefon verkündet hatte. Eine Nachricht, die von einer Sekunde auf die nächste mein gesamtes Leben auf den Kopf stellte. Mal wieder – nachdem schon so viel geschehen war.

5 Jahre Stammgast bei insgesamt 10 Kardiologen.
14 Krankenhausaufenthalte in 7 verschiedenen Krankenhäusern.
6 Biopsien des Herzmuskels.
3 Verödungen am Herz.
8 Monate Immunsuppression.
5 Schocks meines implantierten Defibrillators.
2 Defibrillator-Operationen.
2 plötzliche Herztode mit Reanimationen.
4 Mal dem Tod von der Schippe gesprungen.

Meine Krankenhauskarriere sah inzwischen eindrucksvoller aus als jeder Lebenslauf eines erfolgreichen Managers. Der Unterschied war nur, dass ich mir meine besondere Art von Karriere nicht ausgesucht hatte und erst recht nicht stolz drauf war. Ein weiterer Unterschied war wohl, dass sich Manager meistens die besten Berater schnappen können. Berater, die ihnen mit Rat und Tat dabei helfen, den Karren nicht an die Wand zu fahren. Ich konnte mir zumindest nicht vorwerfen, dass ich nicht alles dafür getan hatte, die besten Berater für meine besondere Karriere an meiner Seite zu haben. Zwischenzeitlich hatte das auch ganz gut geklappt. Zumindest hatte ich für einige Zeit den Eindruck. Jedoch musste ich dann feststellen, dass es nur kurzfristig gute Berater waren, die meist am Ende mindestens genauso hilflos dastanden wie ich und nicht mehr wussten, wie man den Karren aus dem Dreck zieht. Nur blöd, wenn der Karren der eigene Körper ist …

Das Wort *Aufgeben* habe ich in den vergangenen Jahren fein säuberlich aus meinem Wortschatz gestrichen. Aufgeben ist keine Option! Aufgeben bedeutet für mich Scheitern, Resignieren, eine Situation zu akzeptieren, die unerträglich ist. Aufgeben bedeutet für mich, das Leben aufzugeben. Seine Selbstbestimmung zu verlieren. Opfer der Umstände zu werden. Sich selbst in ein Gefängnis zu stecken und zwar auf lebenslang. Hui, wenn ich aber etwas brauche, um mich lebendig zu fühlen, dann ist es Freiheit und Selbstbestimmung. Diese Selbstbestimmung hat mir jedoch mein Herz bereits 2016 genommen. Indem es seitdem selbst entscheidet, wann es aus dem Takt gerät und wann mein implantierter Defibrillator mir eine reinhaut, obwohl ich ihm nichts getan habe. Als bräuchte es eine Bestrafung für meinen Körper und meinen Kopf, weil sie mein Herz nicht im Griff haben. Ich musste lernen zu akzeptieren, dass ich eben nicht mehr alles unter Kontrolle habe. Und dass verbissen stark zu bleiben und nicht scheitern zu wollen, irgendwann einfach zu viel ist.

Es war einfach zu viel, dass ich bereits jeden Morgen Panik davor hatte, abends in meine Wohnung im dritten Stock eines Mehrfamilienhauses gehen zu müssen. Blanke Angst zu haben, dass währenddessen mein Herz aus dem Takt gerät und ich am Ende vielleicht tot in meiner Wohnung liege. Weil keiner mitbekommen hat, was passiert ist, mich keiner reanimiert hat und mich mein Defibrillator mal wieder nicht retten konnte.

Deshalb entschied ich mich 2020, im Alter von 27 Jahren, zurück in mein Kinderzimmer zu meinem Vater zu ziehen. Holla die Waldfee, das war kein leichtes Spiel für mein Ego – eher ein Scheitern auf ganzer Linie.

Aber mein Akku war nach vier Jahren Lebenskampf und Ungewissheit einfach kurz vor dem Zusammenbrechen. Ich brauchte Papas Sicherheit, um im Stromsparmodus noch ein wenig länger über die Runden zu kommen.

Timing scheint meine Stärke zu sein. Denn während wir meine gepackten Koffer von meiner Wohnung zu unserem Haus schleppten, brach Corona in Deutschland aus. Womit auch mein eineinhalb Jahre andauernder Hausarrest begann, weil ich mit meinem angeschlagenen Herzchen zur Hochrisikogruppe zählte. Doch weil das Schicksal mich scheinbar richtig gerne mag, zeigte es mir in dieser Situation trotzdem noch galant den Mittelfinger und ließ mich nicht mal mehr mein neues Bett kaufen. Lockdown – nichts ging mehr. Somit schlief ich zwei Monate im vollgestellten Gästezimmer, während mein altes neues Zimmer darauf wartete, mit Möbelstücken befüllt zu werden. Ich scharrte mit den Füßen, weil ich endlich ankommen und mich zu Hause fühlen wollte. Und doch versuchte ich, das Positive zu sehen: Dank meines grandiosen Timings für den Umzug bin ich gekonnt und um Haaresbreite an der vollkommenen Selbstisolation und damit an der endgültigen Depression vorbeigeschrappt. Hätte also alles viel schlimmer sein können …

Wäre da nicht noch dieser Krankenhausaufenthalt geplant gewesen. Ein Krankenhausaufenthalt, in dem mir innerhalb von fünf Tagen mein gesamtes Immunsystem aus dem Blut gewaschen werden sollte. Zwei Wochen nachdem Corona ausgebrochen war. Das nenn ich eine 1A-Vorbereitung für Coronalife. Das Schicksal packt bei mir wirklich die schlechtesten Scherze aus …

Aber gut, mir blieb wie so oft nichts anderes übrig, als erneut fest zu hoffen, dass alles gut geht. Absagen kam für mich nicht in Frage, weil ich schon seit drei Monaten sehnsüchtig auf diese Therapie gewartet hatte und es meine letzte Alternative war, um meine Herzleistung wieder in den Griff zu bekommen. Die Therapie sollte meine chronische Herzmuskelentzündung, mit der ich mittlerweile seit vier Jahren rumrannte, ein für alle Mal beseitigen und damit auch meine Herzleistung steigern. Ich baute fest auf das Können meiner Schutzengel, während meine Mutter panisch alle Register zog, um mich davon abzuhalten, in einer beginnenden Pandemie meinem Immunsystem »Tschüss« zu sagen. Nur blöd, dass ich meine Sturheit von ihr geerbt hatte. 1:0 für mich! Ich packte meine Sachen und fuhr nach Berlin, um mich dort der sogenannten Immunadsorption zu unterziehen.

Für die Therapie mietete ich mich fünf Tage in die Intensivstation der Klinik ein. Bevor das dazugehörige Gerät, das wie ein Dialysegerät aussah, ins Zimmer geschoben wurde, legte man mir erst noch bei Bewusstsein zwei dicke Schläuche in den Hals. Den einen fürs Abzapfen, den anderen fürs Zurückpumpen des Blutes in meinen Körper. Der Nervenzusammenbruch war inklusive. Angeschlossen an das Hightech-Gerät, sollte innerhalb von vier Stunden mein gesamtes Blut im Schonwaschgang durchgewaschen werden. Und damit aber auch wirklich jedes Antikörperchen, das ein potenzieller Feind für mein Herz sein könnte, beseitigt würde, wiederholte man die ganze Prozedur täglich über fünf Tage hinweg. Tatsächlich ist das eine relativ entspannte Nummer! Innerhalb der gesamten Zeit liegt man mit Zimmerarrest tagein, tagaus im Bett, unterhält sich mit dem Pfleger, schläft oder schaut Netflix. Wenn man Besuch bekam, musste sich dieser von Kopf bis Fuß in sterile Krankenhauskleidung – ich nannte sie liebevoll Ganzkörperkondom – schmeißen, damit man sich während der Therapie auch ja nichts einfing. Aber immerhin, man durfte Besuch bekommen. Also absolut aushaltbar.

Das einzige halbwegs Unangenehme war, dass ich mich während der täglichen Prozedur wie ein Nacktmull in der Arktis fühlte. Bereit für den Winterschlaf. Denn obwohl ich bereits zwei Decken hatte und diese bis zur Nasenspitze hochzog, war mir bitterlich kalt. Und gleichzeitig war ich wahnsinnig müde. Was vermutlich kein Wunder war. Ganz so easy peasy war die Nummer für den Körper ja nicht. Auch wenn es sich gar nicht so tragisch anfühlte. Spannend an der ganzen Aktion waren eigentlich nur der Anfang und das Ende: Das Setzen der Schläuche am Hals und die krönende Abschlussspritze. Denn natürlich schickten mich die Ärzte nicht ohne ein vorhandenes Immunsystem in die coronaverseuchte Außenwelt zurück. Nein, es gab ein kleines Abschluss-Belohnungsgeschenk, wie der Lolli für die Kinder, wenn sie ohne Heulen den Besuch beim Kinderarzt überstanden hatten. Ja okay, eine Spritze ist nicht ganz so attraktiv wie ein Lolli. Aber dafür der Inhalt der Spritze! Der bestand nämlich – für Laien erklärt – aus den Immunsystemen einer ganzen Menge europäischer Menschen. Schön zusammengemixt, damit ich nicht wie ein Baby von vorne beginnen musste, mir alle möglichen Viren einzufangen, um ein Immunsystem aufzubauen. Innerhalb kürzester Zeit hatte ich ein neues, das aber eben nicht die Antikörper enthielt, die mein Herzchen angreifen können. Definitiv eine nette Sache! Solche Spritzen könnte man öfter gebrauchen. Besonders wenn man mit einer Erkältung oder einer Grippe kämpft.

Nach fünf Tagen Intensivstation mit Ganzkörperkondomen und weiteren zwei Tagen auf der Normalstation mit neuem sauberem Immunsystem wurde ich nach Hause entlassen – in der Hoffnung, dass der Spaß nun endlich was gebracht hat.

Aber natürlich hatte ich mich wie üblich zu früh gefreut … Die Monate vergingen, Ikea hatte inzwischen wieder geöffnet, meine neue Einrichtung stand endlich in meinem alten Zimmer und ich fühlte mich langsam angekommen und sicher. Sicher jedoch nur, weil ich mit meinem Vater, einem Ex-Feuerwehrmann mit Erste-Hilfe-Erfahrungen, zusammenwohnte – nicht etwa, weil sich mein Herz verbessert hatte. Im Gegenteil, es tat sich nada, niente, null komma null. Ein halbes Jahr nach der Therapie war meine Herzleistung noch genauso mies. Das Einzige, was sich in meinem Körper veränderte, war die Entwicklung einer Schilddrüsenüberfunktion dank meines Lieblingsmedikaments Amiodaron, das ich daraufhin absetzen musste. Bisher half es mir sehr verlässlich dabei, meinen Herzrhythmus im Griff zu halten. Doch darauf musste ich nun verzichten. Und weil das alles noch nicht reichte, fiel neun Monate nach der Immunadsorption dank Corona und Lockdown Nummer zwei auch noch mein Kontrolltermin in unserer Hauptstadt aus – bis auf Weiteres ohne Ersatztermin. Ich war somit an meinem absoluten Stimmungstiefpunkt angelangt. Verdonnert zum Abwarten und Zittern, mit einem schlechten Gefühl im Bauch, während man in der eigenen Bude eingesperrt war und zu allem Überfluss ohne das Medikament auskommen musste, das einem in der Vergangenheit so viel Sicherheit gegeben hatte. Viel gab es zu diesem Zeitpunkt also nicht mehr, woran ich mich festhalten konnte und was mir dabei half, meinen Kopf auf die Optimismusschiene zu lenken, statt ihn endgültig in den Sand zu stecken. Einzig der Fakt, wieder zu Hause bei Papa und in der Nähe meiner restlichen Familie zu sein, sorgte für Geborgenheit und etwas Trost. Meine Substanz war auf ein Minimum geschrumpft. Und ich klammerte mich mit aller Kraft daran, um nicht kaputt zu gehen. Wie lange würde das noch gut gehen?

In meiner Heimatstadt bin ich dank meines ersten Buches und der Berichterstattung in der Kleinstadtzeitung inzwischen bekannt wie ein bunter Hund. Meine Geschichte erzähle ich seitdem im Dauerakkord wie ein auswendig gelerntes Gedicht auf. Ob bei der Bäckereifachverkäuferin, der Buchhändlerin oder dem Apotheker. Bestimmt war ich bei Letzterem inzwischen eine bessere Stammkundin als jede Achtzigjährige. Wodurch wir uns auch langsam anfreundeten und der Apotheker plötzlich mein neuer wertvoller Tippgeber wurde.

Es war inzwischen Herbst. Und während ich wie so oft meine LKW-Ladung Tablettenschachteln für die nächsten 14 Tage abholte, schnackten mein Apotheker und ich eine Runde über kompetente und weniger kompetente Ärzte. Dabei berichtete er mir, dass ein neuer Kardiologe direkt neben der Apotheke seine Praxis eröffnet hatte. Und weil dieser für eine lange Zeit in England in einer großen Klinik gearbeitet und wohl einiges an Ahnung hätte, könnte ich mich ja dort mal vorstellen.

Hm, eigentlich keine schlechte Idee! Ich war eh wahnsinnig genervt davon, für jedes Rezept und jede Bescheinigung eine Stunde durch die Gegend zu fahren, um zu meinem alten Kardiologen in der Nähe meiner alten Wohnung zu fahren. Also machte ich direkt Nägel mit Köpfen. Zack, raus aus der Apotheke, rein in den Nebenbau und direkt einen Termin vereinbart. Was du heute kannst besorgen und so …

Zwei Wochen später fand ich mich mit meinem inzwischen gut gefüllten Ordner voll mit Arztberichten unter dem Arm in der Praxis ein. Ohne große Erwartungen, schließlich gab es für einen Kleinstadtkardiologen gerade nichts Akutes zu klären und eigentlich wollte ich ja nur einen Mediziner in meiner Nähe, der mir meine Rezepte verschreiben konnte. Während ich vor dem Arzt meine Geschichte runterratterte und mein Anliegen klarzumachen versuchte, sah er verstohlen auf meinen großen blauen Ordner.

»Puh, Frau Schwab, haben Sie was dagegen, wenn ich Ihren Ordner mal behalte und mir Ihre Geschichte in der nächsten Woche als Abendlektüre zu Gemüte führe?«

Ach Quatsch, kein Problem! Für Kardiologen ist meine Arztbriefsammlung sicher wie für normale Menschen ein guter Krimi … Gerne sorge ich für ihr abendliches Entertainmentprogramm. Hat der ganze Mist wieder einen positiven Aspekt mehr. Vielleicht findet Sherlock Kleinstadtkardiologe ja sogar noch den entscheidenden Hinweis zwischen all den Indizien, die zwar zu einem Verdächtigen, aber nach wie vor zu keiner Festnahme geführt haben. Dachte ich mir natürlich nur und überreichte ihm grinsend meinen Ordner. »Viel Spaß! Bin gespannt, was Sie dazu sagen.«

Wie versprochen, erhielt ich eine Woche später einen Anruf mit der Bitte um ein kurzes Gespräch und der Aufforderung, meinen Ordner abzuholen. Ohne die Erwartung, dass ein Kleinstadtkardiologe mit der großen Erkenntnis aufwarten würde, setzte ich mich bereits zwei Tage später auf meine vier Buchstaben vor meinen neuen Kardiologen.

Und es fing wie immer an: »Mensch, Frau Schwab, da haben Sie in den letzten Jahren eine ganz schöne Karriere hingelegt!«

Ja … da wären wir wieder bei meinem Lebenslauf, der jede beeindruckende Karriere eines Managers in den Schatten stellt.

»Als ich mir aber Ihre ganzen Unterlagen durchgelesen habe, ist mir aufgefallen, dass bei Ihnen nie eine genetische Diagnostik gemacht wurde. Kann das sein?«

»Hm … ich kann mich daran erinnern, dass das Thema mal bei einem meiner Krankenhausaufenthalte angesprochen wurde. Scheinbar ist das damals unter den Tisch gerutscht.«

»Das wundert mich. Besonders wenn man bedenkt, in welchen Krankenhäusern Sie schon in Behandlung waren. Das war ja im

Prinzip die Crème de la Crème. Aber in Anbetracht dessen, dass Ihr Problem ja immer noch nicht wirklich gelöst ist und Sie in so jungen Jahren einen so extremen Krankheitsverlauf haben, würde ich den Test gerne nachholen. Hätten Sie etwas dagegen? Es geht um eine reine Blutabnahme. Aus der Probe können dann potenziell genetische Erkrankungen analysiert werden.«

Moment mal. Diese Aussage ließ meine Ohren spitzen. Hatte mir doch schon vor eineinhalb Jahren meine Mutter einen Zeitungsartikel unter die Nase gehalten, in dem es um die genetische Erkrankung ARVC (Arrhythmogene rechtsventrikuläre Kardiomyopathie) ging. Damals war ich sogar so weit, dass ich Kontakt mit einer Selbsthilfegruppe aufgenommen hatte und ohne meine Kardiologen die Detektivarbeit starten wollte. Damals kam jedoch das Bahnhofsdate mit meinem Defibrillator dazwischen und das Thema fiel für mich erst mal unter den Tisch. Hatte meine Mutter vielleicht vor eineinhalb Jahren schon den richtigen Riecher? Die beschriebenen Symptome der Erkrankung passten verdächtig gut …

»Gebongt! Zapfen Sie mich an. Bin gespannt, ob dabei was rauskommt.« Ich krempelte meinen Ärmel hoch und nachdem ich meinen Shot Blut abgegeben hatte, war ich gespannt wie ein Flitzebogen, wie das Ergebnis ausfallen würde.

Nur ein Gedanke ließ mich nicht los, nachdem ich die Praxis mit meinem Pflasterchen am und dem Ordner unterm Arm verließ. Konnte es wirklich sein, dass insgesamt zehn Kardiologen in sieben namhaften Krankenhäusern nie auf die simple Idee gekommen waren, einen Gentest zu machen?

Die Tage und Wochen vergingen. Mir war schon angekündigt worden, dass die Auswertung eines so speziellen Gentests bis zu zwei Monate dauern kann. Es wurde Winter. Ich brachte mein nach wie vor verhasstes Weihnachten und Silvester hinter mich und das neue Jahr begann – 2021. Ein Jahr, von dem ich nicht mal im Traum erwartet hätte, dass es das einschneidendste meines Lebens werden wird. Ja, 2018 mit seinen zwei plötzlichen Herztoden war tatsächlich noch zu toppen.

Die erste Bombe des Jahres explodierte bereits an diesem 19. Januar 2021. »Das ist ein schlechter Scherz, oder?« Ich saß fassungslos in meinem Zimmer auf meinem Schreibtischstuhl und starrte auf mein iPhone. Fassungslos, welche Botschaft mir mein Kardiologe gerade eben am Telefon verkündet hatte.

Das Ergebnis des Gentests war endlich da! Und es sprach eine ganz eindeutige Sprache:

[…] Der Befund bestätigt wahrscheinlich das Vorliegen einer DSP-bedingten Kardiomyopathie bei der Patientin. [Diese Variante] konnte […] bei Patienten mit ARVC oder DCM (Dilatative Kardiomyopathie) detektiert werden […]

Ich war sprachlos! Sherlock Kleinstadtkardiologe hatte tatsächlich nach fünf Jahren und unzählig vielen Krankenhaus- und Kardiologenbesuchen DAS entscheidende Indiz ausfindig gemacht, das bisher niemand beachtet hatte und von einem Moment auf den anderen meine gesamte Krankenhauskarriere in Frage stellte …

2. KAPITEL
ARRHYTHMOGENE WHAT THE FUCK?

In meinem Kopf sah es wie in meinem früheren Kinderzimmer aus. Als hätte eine Bombe eingeschlagen. Jedes Gedankenschloss, was ich mir in den vergangenen Jahren aufgebaut hatte, lag zertrümmert und in seinen Einzelteilen in meinem Kopf verstreut. Jeder Glauben an meine bisherigen Ärzte war von jetzt auf gleich kaputt wie mein altes Tamagotchi. Alle Hoffnungstürme auf Besserung, die ich so fleißig gestapelt hatte, stürzten ein. Und mindestens genauso fassungslos wie bei der Aufdeckung der Lügen über die Zahnfee und den Nikolaus, saß ich nun auch vor meiner neuen Herzwahrheit. Meine Welt war von einer Sekunde auf die nächste ein komplettes Chaos.

Denn Fakt war: Ich bin jahrelang einem Irrglauben hinterhergelaufen. Bin überzeugt davon gewesen, dass ich eine Herzmuskelentzündung habe, die ich mir mit meinem zu ehrgeizigen Verhalten selbst eingehandelt hatte, und unter der ich nun leiden musste. Und jetzt sollte plötzlich alles anders sein? Ich hatte keine Schuld daran, dass ich krank bin? Aber mir musste bewusst sein, dass das eine unheilbare Krankheit ist, weil sie genbedingt ist?

Gar nicht so einfach. Doch was blieb mir in solch einer Situation? Mich aufregen, rumheulen, Panik kriegen oder ins Depriloch fallen, weil ich eine genetische Erkrankung hatte? Machte es das erträglicher? Wohl kaum … Also versuchte ich stattdessen, die neue Situation zu akzeptieren und den Fokus erst mal darauf zu legen, dass ich plötzlich nicht mehr selbst schuld war an meinem miesen Schicksal. Adieu liebes schlechtes Gewissen, zum Abschied würde ich dir gerne eine ordentliche Backpfeife verpassen, dafür dass du mich umsonst jahrelang gequält hast. Ja, dieser Abschied war eine große Erleichterung.

Und nachdem ich das schlechte Gewissen nach Timbuktu

geschickt hatte, versuchte ich als Erstes, in meinem Kopf aufzuräumen und für Ordnung zu sorgen. Doch wie macht man das, wenn gerade kein Arzt greifbar ist, um einem bis ins Detail zu erklären, was da eigentlich im Körper falsch läuft? Genau, man wirft seine guten Vorsätze ganz schnell über Bord und zieht den Ratgeber in der Not namens Google zu Rate. Ich weiß, eigentlich bin ich ja immer die Erste, die allen predigt, dass das absolut bescheuert ist und man das eben nicht tun sollte. Weil man spätestens angesichts der möglichen Diagnosen und deren Folgen instinktiv den nächsten Brückenpfeiler sucht. Aber ich denke, wenn man schon eine eindeutige Diagnose und nicht nur Symptome hat, dann könnte der digitale Freund und Helfer auch die ein oder andere hilfreiche Erkenntnis parat haben.

Also, Dr. Google, was können Sie mir zu diesem verkorksten DSP-Gen und der Krankheit ARVC alles verraten?

Was ist ARVC?

ARVC heißt ausgeschrieben Arrhythmogene rechtsventrikuläre Kardiomyopathie und ist eine genetische Erkrankung. Wer diese Genveränderung hat, vererbt sie unabhängig vom Geschlecht mit einer Wahrscheinlichkeit von 50 % an seine Nachkommen.

Ich klatschte meinem Schicksal innerlich Beifall. Ich hatte es geschafft, Murphys Gesetz zu bestätigen und damit mal wieder den schwarzen Peter zu ziehen. Nach einer Weile las ich weiter.

In gesunden Herzen werden Muskelzellen durch Proteine zusammengehalten. Bei ARVC-Patienten werden letztere durch den genetischen Defekt aber nicht richtig entwickelt. Die Verbindungen zwischen den Muskelzellen lockern sich, besonders wenn das Herz unter verstärkter mechanischer Beanspruchung steht. Dies ist beispielsweise bei ausgeprägten sportlichen Aktivitäten der Fall. Neben dem Lockern von Verbindungen können auch Herzmuskelzellen beschädigt werden oder absterben.

An dieser Stelle macht der Körper dann den großen Fehler! Er kommt auf die grandiose Idee, die kaputten Herzmuskelzellen in

Bindegewebe umzuwandeln, wodurch Narben entstehen. Und um das noch lebende aber beschädigte Gewebe zu reparieren, bildet der Körper Fett.

Super, dachte ich mir. Ich hatte zwar kein Fett an den Hüften, dafür im Herz …

Doch warum ist das alles eine ziemlich dumme Aktion, die da der Körper startet? Durch das eingelagerte Bindegewebe und Fett verliert das Herz an Pumpleistung und es wird schwächer und schwächer. Richtig mies wird es besonders, wenn die Defekte an den Stellen liegen, die für die elektrische Erregungsleitung des Herzens zuständig sind. Denn dann sind die Erregungsleitungen für einen geregelten Herzschlag verändert oder unterbrochen. Die Folge können plötzliche lebensgefährliche Herzrhythmusstörungen und sogar der plötzliche Herztod sein. In Italien wird diese Kardiomyopathie sogar als häufigste Ursache für den plötzlichen Herztod bei jungen Sportlerinnen und Sportlern vermutet. Meist tritt die Erkrankung erstmalig im Kindes- oder jungen Erwachsenenalter auf. Männer erkranken dabei häufiger als Frauen.

ARVC ist jedoch nur eine von mehreren Erscheinungsformen der übergeordneten Krankheit ACM (Arrhythmogene Kardiomyopathie). Denn mittlerweile weiß man, dass diese Erkrankung nicht nur rechtsventrikulär auftritt, also besonders den rechten Ventrikel des Herzens belastet. Seltene Genveränderungen können auch eine linksventrikuläre arrhythmogene Kardiomyopathie hervorrufen (ALVC). Zu diesen Bösewichten zählt unter anderem das DSP-Gen.[2]

Ich lehnte mich zurück und schüttelte den Kopf. Fünfzig Prozent Wahrscheinlichkeit einer Vererbung, Frauen erkranken seltener als Männer und die deutlich seltenere Form dieser Erkrankung verursacht das DSP-Gen.

Wow, da hatte ich wirklich wieder alle Wahrscheinlichkeiten gebrochen und den Sechser mit Superzahl im Lebenslotto gezogen. Langsam hatte ich das Gefühl, dass Stochastik sich durch mein gesamtes Leben zieht und ich in Bezug auf meine Gesundheit wirklich jede Wahrscheinlichkeit breche. Dieses Phänomen sollte mir mal mein ehemaliger Mathelehrer erklären.

Also gut, diese ganzen Beschreibungen passten tatsächlich faszinierend gut zu meinem Krankheitsbild. Aber trafen die Symptome ebenfalls den Nagel auf den Kopf? Ich recherchierte weiter …

Welche Symptome können auftreten?

Viele Patienten haben zunächst gar keine Symptome oder bemerken sie nicht, weil sie sehr unspezifisch sind und nicht richtig eingeordnet werden können. Sie können schleichend entstehen, aber auch akut. Wobei sie häufig durch körperliche Anstrengung oder psychische Belastungen ausgelöst werden. Die ersten Symptome zeigen sich meist zwischen dem 20. und 40. Lebensjahr. Zu diesen zählen unter anderem:

- Tachykardien (Herzrasen)
- Arrhythmien (Herzrhythmusstörungen)
- Palpitationen (Herzklopfen, bewusste und subjektive Wahrnehmung des Herzschlags)
- Extrasystolen (Herzstolpern, Extraschläge)
- Atypische Thoraxschmerzen (Brustschmerzen, Druckgefühl auf der Brust)
- Präsynkope (Schwindel, Benommenheit) und Synkope (vorübergehende Bewusstlosigkeit)
- Fatigue (Erschöpfung, Müdigkeit, abnehmende Belastbarkeit)
- Ödeme (Wasseransammlungen in Beinen, Knöcheln oder Bauch)[3]

Während ich mir die Liste durchlas, setzte ich gedanklich einen Haken nach dem anderen. Sieben von acht Symptomen zählten zu meinen. Und das schon seit 2016. Faszinierend. Besonders in Kombination mit der Tatsache, dass trotz so vieler Übereinstimmungen kein Arzt bisher auf diese Krankheit kam. Nur Ödeme waren mir erspart geblieben. Was lernten eigentlich Ärzte im Kardiologie-Facharztstudium, wenn sogar Google besser über Symptome und Krankheitsbilder Bescheid wusste als sie? Ich schüttelte resigniert den Kopf und las weiter. Gab es vielleicht noch etwas, was mir das Orakel Dr. Google bereits vor Jahren vorhersagen hätte können?

Was sind mögliche Folgen im Extremfall?

Eine Folge der Erkrankung kann der (überlebte) plötzliche Herztod sein, ausgelöst durch

- Kammerflimmern (unkontrollierter, extrem schneller Herzschlag) oder
- Asystolie (Herzstillstand)

Der plötzliche Herztod wird häufig durch körperliche Anstrengung ausgelöst und kann nur durch eine erfolgreiche Reanimation überlebt werden. Das Risiko besteht auch, wenn bisher noch keine Symptome aufgetreten sind.[4]

Langsam, aber sicher bekam ich ein Schleudertrauma vom ständigen Kopfschütteln. Im Prinzip las ich hier gerade meine Vita der vergangenen drei Jahre. Und warum zum Geier ist kein Arzt in all den Jahren auf die Idee gekommen, sich diese Erkrankung mal als potenziellen Störenfried näher anzusehen? Mein Ärger wuchs. Besonders nachdem ich weiterlas und erfuhr, was man hätte tun können, um all den Mist zu verhindern oder zumindest zu verzögern.

Gibt es allgemeine Verhaltensempfehlungen?

Die Diagnose der Erkrankung bedeutet nicht automatisch ein hohes Risiko für einen plötzlichen Herztod. Viele PatientInnen führen ein langes und weitgehend normales Leben ohne bedrohliche Ereignisse. Um das zu gewährleisten, sollte jedoch das Risiko mithilfe einer sorgfältigen Risikoeinschätzung, fundiert ausgewählter Therapien und einer Änderung des Lebensstils (besonders im Hinblick auf Sport) minimiert werden. Grundsätzlich sollte unbedingt auf Wettkampf- und Leistungssport verzichtet, starke körperliche

Anstrengung und psychischer Stress vermieden werden. Und von einem übermäßigen Konsum an Alkohol, Kaffee und Energydrinks ist ebenfalls abzuraten. Außerdem empfiehlt es sich, jegliche andere herzschädigende Faktoren zu vermeiden, wie Nikotin, Übergewicht, Bluthochdruck, hohe Blutfettwerte und Diabetes.

Super, das klang ja wunderbar. Gut, dass ich mein Leben lang ziemlich viel Sport gemacht habe, ein kleiner Workaholic bin, psychischer Stress in meinem Leben eine Dauerrolle spielt und das mit dem Alkohol hätte mir mal jemand in meiner Studentenzeit erzählen sollen. Immerhin gab es auch ein paar Punkte, die bei mir nicht zutreffen, wie Diabetes, Nikotin oder Bluthochdruck. Aber am Ende hat mir das trotzdem nichts gebracht.

Doch wie wird die Diagnose überhaupt gestellt? Aha, mit genau den Dingen, die ich schon seit Jahren regelmäßig über mich ergehen lasse: (Langzeit-)EKG, Röntgen des Brustkorbs, MRT und Herzkatheteruntersuchung mit potenzieller Gewebeentnahme, die sich Myokardbiopsie nennt. Und natürlich gibt es noch den besagten Gentest. Last but not least sollte immer das familiäre Umfeld einbezogen werden. Nicht selten treten oder traten in der Familie ähnliche Beschwerden oder Folgen auf. Aber nicht nur bei der Diagnose ist die Familie wichtig. Festigt sich der Krankheitsverdacht durch einen Gentest, sollten sofort auch alle weiteren Familienmitglieder getestet werden, um Folgen wie gefährliche Herzrhythmusstörungen oder sogar Herzstillstände zu vermeiden.[5]

Halt! Mein kaputtes Detektivherz setzte kurz aus und ich las die letzten Zeilen ein zweites Mal durch. Bedeutete das vielleicht, dass meine Familienmitglieder ebenfalls von der Krankheit betroffen waren und sie, ohne es zu ahnen, in Lebensgefahr schwebten?

3. KAPITEL
NOT MACHT ERFINDERISCH

Wer hätte es nach zwei plötzlichen Herztoden, zahlreichen OPs, Defibrillatorschocks, wochenlangen Krankenhausaufenthalten, einer klaren Diagnose und unzählig vielen Kilometern Autofahrt zu Arztbesuchen in ganz Deutschland tatsächlich vermutet, dass das absolute Highlight der Geschichte erst nach ganzen fünf Jahren zu Tage kommt? Sozusagen die Kirsche auf dem Sahnehäubchen oder die alles entscheidende Wendung im Hollywoodstreifen.

Vermutlich keiner – und ich am allerwenigsten.

Mein mühevoll aufgebautes schlechtes Gewissen, das mir jahrelang schwer auf den Schultern lag, war verschwunden. Doch letztlich wurde es nur durch eine neue schwere Last ausgetauscht. Eine, die noch viel schwerer war: die blanke Angst um meine Familie.

Denn nun war ich nicht mehr die Einzige, um die man sich Sorgen machte. Nein, plötzlich war ich diejenige, die sich um ihre Familie sorgte. Schwebte womöglich in all den Jahren noch ein weiteres Familienmitglied in Lebensgefahr und keiner hat es geahnt? Der Gedanke ließ mir keine Ruhe und so schleppte ich in den darauffolgenden Wochen trotz Genörgel jedes einzelne Familienmitglied am Kragen zum Kardiologen, um einen Gentest zu machen. Auch wenn meine Familie entspannt war. Ich war es nicht. Ich musste wissen, was Sache ist. Niemals hätte ich es mit meinem Gewissen vereinen können, wenn plötzlich einem meiner Familienmitglieder etwas geschehen wäre, obwohl man es hätte vermeiden können. Nicht noch mal so ein großer Fehler. Nicht noch mal ein schlechtes Gewissen für lange, lange Zeit.

Es kam, wie es kommen musste: Die Ergebnisse, die wir wenige Monate später erhielten, ließen uns fassungslos auf die eng bedruckten Blätter Papier blicken. Ich war tatsächlich nicht die Einzige mit einem lebensgefährlichen Gendefekt. Wir waren mehrere, unter ihnen auch mein Vater, die eine tickende Zeitbombe in sich trugen, von der sie jahrzehntelang nichts wussten. Eine Zeitbombe, die hochgehen kann, aber nicht muss. Da unser Gendefekt sich statistisch gesehen häufiger bei Frauen als bei Männern bemerkbar macht. Es war wohl das große Glück meines Vaters, welches gleichzeitig mein großes Unglück war …

Doch was sollten wir nun mit der Erkenntnis tun? Mit dem Wissen, dass theoretisch mehrere von uns plötzlich gefährliche Herzrhythmusstörungen erleiden und daran sterben könnten? Die traurige Antwort lautet: so gut wie nichts. Weil die Krankheit nicht heilbar ist. Sondern nur aufhaltbar. Wie wir wussten, sollte Sport auf Lebzeiten vermieden werden. Ein Kardiologe sollte mindestens ein Mal im Jahr besucht werden. Und wenn bereits Veränderungen am Herz erkennbar sind, ist es ratsam, einen Event Recorder oder einen Defibrillator zu implantieren. Ersteres ist ein Gerät so groß wie ein USB-Stick, das wie ein Defibrillator unter die Haut gepflanzt wird und rund um die Uhr den Herzrhythmus aufzeichnet, um die Daten im Anschluss regelmäßig an das betreuende Klinikum zu senden. Sobald auffällige Herzrhythmusstörungen erkennbar sind, können die Ärzte in der Klinik eingreifen und rechtzeitig einen Defibrillator implantieren. Ein Event Recorder ist sozusagen die Vorstufe zum Defibrillator, der weitaus größere Einschränkungen mit sich ziehen würde. Doch mehr doppelten Boden gibt es nicht … keine Therapie, keine Medikamente können die Krankheit aufhalten oder groß verbessern. Es bleibt nur zu hoffen, dass es so lang wie möglich gut gehen wird.

Hoffen. Eine Disziplin, die wohl zu den Besttrainiertesten in meinem Leben gehört. Und die nach wie vor im Zusammenhang mit meiner Gesundheit gefragt war. Denn auch für mich war nun klar: Meine Krankheit ist da. Und so gut wie jede Therapie, die ich bisher ausprobiert hatte, war für die Katz. Unzählige Krankenhausaufenthalte, Spritzen, Medikamente und Therapien waren umsonst. Ob es die Blutwäsche war oder die immunsuppressive Therapie, die extreme Anfälligkeit für Sonnenbrand, die dicken Backen oder die innere Unruhe als Nebenwirkungen meiner Medikamente. Alle Mühen, Schmerzen und Unannehmlichkeiten der vergangenen Jahre waren umsonst gewesen. Nichts dergleichen hätte meine Krankheit verbessern können.

Nur ein einziger Eingriff könnte mich je von meiner Krankheit und meinem Schicksal befreien. Eine OP, für die sich kein Arzt leichtfertig entscheidet. Weil sie mein restliches Leben prägen würde. Ein Eingriff, dessen Name bereits nach meinem zweiten plötzlichen Herztod das erste Mal von einem Arzt in den Mund genommen wurde. Damals noch unwissend, welche Krankheit in Wahrheit hinter meinem Schicksal steckt. Und nichts ahnend, wie schnell es tatsächlich für mich relevant werden könnte: die Transplantation eines neuen Herzens.

Doch so weit war es noch nicht. Schließlich war meine Herzleistung bisher halbwegs akzeptabel und der Defibrillator bekam meine Rhythmusstörungen noch in den Griff (wenn wir den zweiten plötzlichen Herztod mal ausklammerten). Mein Schicksal war deshalb erst einmal besiegelt. Ich musste mich damit abfinden, dass die inzwischen seit Jahren bestehenden Herzrhythmusstörungen, Ängste und lebensgefährlichen Momente vorerst Alltag für mich bleiben würden. Dass ich weiterhin hoffen musste in Akutsituationen von meinem Defibrillator oder von externer Hilfe gerettet zu werden. Und ich musste endgültig akzeptieren, dass ich für lange Zeit, vielleicht sogar nie mehr, mein normales Leben und vieles, was dazugehörte, wie Fernreisen, Sport, Unabhängigkeit und Unbeschwertheit, zurückbekommen werde.

Da war sie nun also nach all den Jahren. Die eine Aufgabe, die für mich unlösbar erschien. Ich hatte so vieles in den vergangenen Jahren geschluckt und gelernt zu akzeptieren. Ob es die Tatsache war, dass ich nicht mehr wie früher Vollgas geben konnte. Dass ich eine chronisch kranke Person und schwerbehindert war. Dass ich mehrere Male ziemlich knapp dem Tod entwischen und eine Menge Operationen über mich ergehen lassen musste. Und dass ich Tabletten nehmen und Ärzte besuchen musste, mit denen man normalerweise frühestens im Alter von 60 Jahren konfrontiert ist. Ich akzeptierte den Fakt, dass ich als 27-Jährige zurück zu Papa ziehen musste, weil ich nicht mehr alleine wohnen konnte. Dass ich monatelang nicht Autofahren durfte und ständig auf Hilfe anderer angewiesen war. Ich setzte mich sogar mit dem Gedanken auseinander, dass theoretisch jede Sekunde mein Leben zu Ende sein könnte. Ich ertrug es. Tapfer. Jedes Mal aufs Neue. Weil ich immer fest daran glaubte, dass es irgendwann vorbei ist. Dass all das nur eine gewisse Zeitspanne andauert und ich danach wieder mein altes Leben zurückbekommen würde. Zumindest einiges davon, was ich doch so sehr liebte. Waren all diese Hoffnungen reine Illusionen? Illusionen, an denen ich mich jahrelang krampfhaft festgehalten habe, um nicht an meinem Schicksal zu zerbrechen? Illusionen, die sich nun mit der neuen Diagnose in Luft auflösten und Platz machten für die harte Realität, die voll war von Angst, Kraftlosigkeit, Abhängigkeit und Hoffnungslosigkeit.

Mir wurde so bewusst wie noch nie: Ich war Gefangene meines eigenen Körpers, meines Herzens und meiner Gene und damit meinem Schicksal ausgeliefert. Doch konnte ich das akzeptieren? Und vor allem, wollte ich es akzeptieren? Natürlich, gegen meine Gene kam ich nicht an. Daran konnte ich nichts ändern. Aber ich konnte und wollte einfach nicht akzeptieren, Opfer meiner selbst zu sein. Ein Leben lang abhängig von anderen Menschen zu sein, die in der Nähe sind und auf mich aufpassen, weil wir meinem Defibrillator nicht vertrauen. Ja, ich konnte nichts daran ändern, dass es erst mal keine Lösung für meine Krankheit gab. Aber ich konnte etwas daran ändern, abhängig von meiner Krankheit zu sein. Und dafür hatte ich auch schon eine Idee.

Das Problem an meinen Ideen ist nur meist: Ich will sie so schnell wie möglich in die Tat umsetzen. Und kann dabei ganz schön nervig werden. Oh ja, besonders mein Dad kann ein Lied davon singen. Und musste es mal wieder über sich ergehen lassen, als ich eines Morgens meine neue Idee am Frühstückstisch auspackte:

»Paps, ich will mir einen Hund zulegen. Und zwar einen Assistenzhund!«

»Ja genau. Du spinnst ja!«, war die Reaktion, die ich eh schon erwartet hatte.

»Nix ich spinn, ich zieh das durch! Dann kann ich zukünftig unabhängig von dir leben. So ein Hund kann erschnüffeln, wenn mein Kaliumspiegel zu niedrig ist und ich kurz davor bin, gefährliche Herzrhythmusstörungen zu bekommen. Noch bevor ich es selbst merke. Er warnt mich, kann im schlimmsten Fall sogar den Hausnotruf drücken und die Tür für Rettungskräfte öffnen. Das wäre einfach die perfekte Lösung, um wieder mehr Sicherheit im Alltag zu bekommen und ohne ständig Angst davor zu haben, alleine zu sein. Außerdem hätte ich so gerne ein Tier bei mir …«

»Und was kostet das Vieh?«

»Ähm ja … 15 000 Euro.«

»Du hast doch 'nen Schlag.«

Der klassische Dialog im Hause Schwab, wenn die Tochter einen Einfall hatte und es dem Herrn Papa so gar nicht gefiel. Bevor ich noch groß intervenieren konnte, wurde das Thema gewechselt. In der Hoffnung, dass ich mich mit der Reaktion zufriedengeben und aufhören würde, dieser neuen Idee weiter hinterherzueifern. Doch langsam sollte er mich besser kennen. Als würde ich durch diese Reaktion schon aufgeben. Nein, nein, im Gegenteil – dann zog ich das erst recht durch.

Ich hatte ein neues Projekt für mich gefunden und begann zu recherchieren. Erkundigte mich bei einer Bekannten, die ebenfalls herzkrank war und einen der ersten Kardiologie-Assistenzhunde an ihrer Seite hatte. Und ich diskutierte mit meiner Krankenkasse, ob eine Beteiligung an den Ausbildungskosten des Hundes möglich wäre. Denn Assistenzhunde zählen als medizinische Hilfsmittel. So wie zum Beispiel auch Blindenhunde, die bereits von der Krankenkasse übernommen werden. Andere Assistenzhunde jedoch, wie Epileptiker- oder Kardiologiehunde, zählen aktuell leider noch zu Kulanzzusagen. Und natürlich nur, wenn es ein Rezept dafür gibt. Dafür belagerte ich schließlich meinen Kardiologen. Fun Fact an dieser Stelle: Er verschrieb mir tatsächlich am Ende einen Hund auf Rezept.

Parallel erkundigte ich mich über in Frage kommende Hunderassen, Ausbildungsstätten und einen passenden Züchter. Letztlich fiel meine Wahl auf einen Pudel. Und ja, ich weiß, bei Pudeln hat man sofort die negative Assoziation eines schiefgegangenen Friseurkunstwerks, das am besten noch eine Schleife im Haar hat und wie das arroganteste Tier auf Erden mit Glitzerhalsband und einem geschorenen Bommel am Schwanz durch die Fußgängerzone läuft. Aber Pudel sehen mit normalem Fell tatsächlich nicht nur richtig süß aus, sie sind auch noch kleine wandelnde Superbrains, denen man eine ganze Menge an tollen Dingen beibringen kann. Wie zum Beispiel das Bringen der Medikamente, wenn das Frauchen plötzlich aufgrund eines zu niedrigen Kaliumspiegels anders riecht.

Meine Wahl war also getroffen und welch Zufall – ich fand sogar eine Züchterin in der Nähe, die wenige Wochen später einen Wurf mit aprikosenfarbenen Pudeln bekam. Genau so stellte ich mir meinen zukünftigen Assistenzhund vor. War das vielleicht Schicksal?

Als ich einige Wochen später das erste Mal die Welpen besuchen durfte und sofort einen der Fellknäuel ins Herz schloss, war es endgültig um mich geschehen. Ich wollte mir diesen Traum erfüllen – unbedingt!

Doch vor lauter Enthusiasmus merkte ich gar nicht, dass etwas komisch war: Es lief alles viel zu gut, um wahr zu sein. Und genau so war es auch. Denn als es ernst wurde, kamen plötzlich die Stolpersteine. Die Krankenkasse ließ mit ihrer Entscheidung auf sich warten. Und mein Dad machte plötzlich ernsthafte Probleme. In seinen Haushalt kommt kein Hund! Das knallte er mir plötzlich und unvorhergesehen auf den Tisch. Ich verstand die Welt nicht mehr. Sollte ich wirklich dauerhaft von ihm oder anderen Menschen abhängig sein? Gezwungen sein in dauerhafter Angst und Unruhe zu leben? Durfte ich tatsächlich keinen Buddy an meiner Seite haben, wenn ich so viel freie Zeit hatte und mich mein Dad regelmäßig den Tag über alleine ließ? Wenn ich schon nicht reisen konnte, warum durfte ich dann nicht wenigstens jemanden bei mir haben, mit dem ich regelmäßig spazieren gehen und mich dabei sicher fühlen könnte, weil ich weiß, dass er Hilfe holen kann? Meine letzte Option auf ein wenig Selbstständigkeit zersprang nach dem dritten Streit mit meinem Vater in tausend Teile. Ich sah mich endgültig im Gefängnis. In gezwungener Abhängigkeit. Von meinem Dad, meinem Herzen und meiner Angst. Und zwar auf unbestimmte Zeit. Ein Gefühl, das unerträglich war.

Vielleicht spürte das Schicksal das. Vielleicht wusste es auch, dass ein Assistenzhund nicht die perfekte Lösung für mich wäre. Und dass es da definitiv eine bessere gab. Eine Lösung, die das Schicksal bereits fleißig plante. Und die mein Leben vier Monate nach den Gentestergebnissen erneut verändern sollte. Und zwar so sehr, dass ich wenige Wochen nach dem Hundedrama wieder einmal vor einer komplett neuen Realität stand …

4. KAPITEL
WENN ZUFALL SCHICKSAL WIRD

29. Mai 2021

Zugegeben, ich hatte an meiner Hunde-Niederlage noch einige Wochen zu knabbern. Aber was konnte ich schon groß tun? Solange ich meine Füße unter Daddys Tisch hatte, waren die Themen Hund und Unabhängigkeit erst mal gestorben. Mir blieb nichts anderes übrig, als zu akzeptieren. Mal wieder. Mann, diese Lektion des Lebens ging mir langsam echt auf den Zeiger.

Ich brauchte Ablenkung! Und was kann besser ablenken als ein schöner Tag mit der besten Freundin? Mit ganz viel Quatschen, Lachen, vielleicht ein wenig Shoppen und einem ersten tollen Frühstück außer Haus nach all dem Corona-Wahnsinn? Ich packte kurzerhand meine Sachen und fuhr an einem schönen sonnigen Maitag zu meiner besten Freundin nach München. Mit dem Plan im Gepäck, abends heimzufahren. Doch der wurde schnell verworfen. Gerade weil dieser Tag so schön war, verlängerten wir meinen Besuch ganz spontan bis zum nächsten Morgen. Eine Entscheidung, die mir wohl das Leben rettete. Obwohl ich es nicht mal im Ansatz ahnte. Es sollte der erste große glückliche Zufall von vielen sein, die mich in den darauffolgenden Monaten vor Schrecklichem bewahrten.

Es waren Entscheidungen und Begegnungen, die wie Puzzleteile zusammenfanden und mir ganz plötzlich und unerwartet den größten Wunsch meines Lebens erfüllten: mein (fast) normales altes Leben!

Ich verließ an diesem schönen warmen Tag mein Zuhause in der sicheren Annahme, spätestens am nächsten Tag schon wieder die Haustür aufzuschließen. Doch aus einem schönen Frühsommertag wurde ein ganzer Sommer in München. Aus einer einzigen spontanen Nacht wurden insgesamt 144 Nächte. Und aus einem Tag Shoppen, Frühstücken und Quatschen wurden 143 Tage mit drei Operationen, vier Krankenhäusern, fünf Fahrten mit dem Rettungswagen, acht Defibrillatorschocks und dem Tod meines eigenen Herzens.

Ja, es war wirklich ein schöner Tag! So ein richtiger Energietank-Tag. Meine beste Freundin und ich gingen zum Brunchen in ein Café, saßen in der Sonne und trafen dort durch Zufall noch Freunde. Endlich, endlich war das nach all den Lockdowns wieder möglich. Wir genossen die Zeit in vollen Zügen, gingen im Anschluss ein wenig shoppen, um mir einen neuen Bikini zu besorgen. Schließlich ging die Badesaison los. Danach schlenderten wir noch durch den Englischen Garten und tauschten den neuesten Tratsch aus. Weil wir aber immer noch nicht genug von dem schönen Wetter hatten, entschieden wir, noch in einem Biergarten einzukehren. Um uns ein Radler und eine kleine Brotzeit zu gönnen. Wie es sich eben in München gehört. Wir sogen jede Sekunde dieses Tages auf. Jeden Moment, den wir zusammen waren und das Leben spüren konnten nach über einem Jahr Corona. Etwas Selbstverständliches, was für jeden Einzelnen von uns so wertvoll geworden war.

Als der Abend begann und es langsam frisch wurde, gingen wir nach Hause, um es uns mit zwei Gläsern Gin Tonic kurz darauf auf der Couch bequem zu machen. Für die gute Unterhaltung sorgte dabei einwandfreies deutsches Qualitätsfernsehen: Wir zogen uns eine Folge *Ex on the Beach* rein.

Eine Reality-TV-Serie, die wir nach wenigen Minuten abbrechen mussten und nie mehr weitersahen. Weder meine beste Freundin noch ich. Weil sie für uns wie ein böser Fluch war. Und zu viel aufreißen würde. Zu viele Wunden, die in diesen Minuten auf der Couch entstanden und für immer in unseren Seelen als Narben zurückblieben.

»Oh nein, Jen, es geht wieder los! Mein Herz rast plötzlich.« Kurz nachdem wir es uns auf der Couch gemütlich gemacht hatten, fasste ich mir panisch an meine Brust und blickte Jen an, der in diesen Sekunden genauso wie mir die Panik ins Gesicht geschrieben war. Ich hatte mich keinen Zentimeter auf der Couch bewegt. Doch plötzlich war mein Herz aus dem Takt gekommen und raste wie bei einem

100-Meter-Sprint. Noch nie war mir das bisher in Ruheposition geschehen. Ich checkte meinen Puls auf meiner Smartwatch: 170 Schläge pro Minute. Fuck … ich wusste, es blieben nur noch zehn weitere Schläge pro Minute, dann würde ich erneut Bekanntschaft mit meinem Defibrillator machen. Bitte nicht! Nicht wieder diese grausamen Schmerzen. Und erst recht nicht hier. In einer fremden Stadt. Und auch noch bei meiner besten Freundin. Sie sollte dieses Szenario nicht miterleben müssen.

»Jen, es hilft nichts. Ruf den Notarzt!«

Ich versuchte, ruhig zu bleiben, während Jen panisch die 112 wählte. Damit ich mich nicht stoße, wenn der Defibrillator vielleicht gleich mit dem Schocken beginnen würde, legte ich mich hin. Doch mein Körper zitterte wie Espenlaub. Eine Standardreaktion meines Körpers, wenn ich realisierte, dass ich in einer lebensbedrohlichen Situation steckte und zig Stoßgebete in den Himmel schickte, damit mein blödes Herz wieder in den Takt fand. Dafür blieb mir nicht viel Zeit. Jen telefonierte mit der Rettungsleitstelle. Bei einigen Fragen war sie jedoch mit ihrem Latein am Ende. Also musste ich kurzerhand übernehmen und meine Geschichte in Kurzform erzählen, während mein Herz weiter im Tempo 170 vor sich hinstolperte. Nachdem die Leitstelle kurz darauf alle wichtigen Informationen hatte, machte sich endlich ein Rettungsteam auf den Weg zu uns. Bevor mich das Team erreichen konnte, mussten wir allerdings noch ein ganz anderes Problem lösen: Jens Klingel beziehungsweise der Türöffner war kaputt, wie wir wenige Stunden zuvor bemerkt hatten, als ich morgens bei ihr auf der Matte stand und trotz wiederholtem Klingeln keiner die Tür geöffnet hatte.

Mit Jens Nummer im Handy war das heute Morgen kein Problem. Doch wie machten wir das jetzt mit dem Rettungsdienst? Ich lag im fünften Stock eines Mehrfamilienhauses auf der Couch. Und Jen wollte mich eigentlich keine Sekunde alleine lassen. Wir wussten ja nicht, ob mir mein Defibrillator dieses Mal das Leben retten würde. Die Sondenimpedanz und damit der elektrische Widerstand und die Fixierung der Elektrode im Herz sind schon vor einigen Monaten negativ aufgefallen, weshalb in zwei Wochen eine erneute Operation geplant war.[6] Ob also die Leitfähigkeit dieses Mal noch ausreichen würde – wir wussten es nicht. Uns blieb aber nichts anderes übrig. Jen musste mich kurz alleine lassen und runtergehen, um die Tür für den Rettungsdienst zu öffnen. Also rannte Jen los. Und machte dabei vermutlich jedem Hundertmeterläufer Konkurrenz. Nach wenigen Sekunden stand sie schon wieder besorgt und nach Luft japsend neben mir – unsere Herzen schlugen nun endgültig um die Wette.

»Alles gut?« Jen sah mich in tiefster Sorge an, während sie um Luft rang.

»Ja, aber mein Herz rast immer noch. Ich hoffe der Rettungsdienst kommt bald …«

Doch er ließ auf sich warten. Obwohl wir im Zentrum einer Millionenmetropole waren, dauerte es geschlagene zwanzig Minuten, bis das Rettungsteam bei uns eintraf. Zwanzig Minuten, in denen ich jede Sekunde hoffen musste, dass mein Herzchen nicht noch schneller werden würde und im schlimmsten Fall vielleicht sogar meine beste Freundin mit einer Reanimation einspringen müsste. Nach einer gefühlten Ewigkeit hörten wir die Sirenen vor der Haustür und atmeten erleichtert auf. Endlich! Jetzt war hoffentlich gleich der Spuk vorbei … Jen lief zum Fenster und rief zum Rettungsdienst runter, dass die Tür offen sei.

Eine unfassbar liebe Notärztin und zwei Feuerwehrmänner, die in München auch für den Rettungsdienst fuhren, betraten kurz darauf die Wohnung. Noch während die Ärztin mich nach meiner Geschichte fragte, schlossen mich ihre Kollegen an ein EKG an. Und in der Tat, es war eine ventrikuläre Tachykardie, eine gefährliche Rhythmusstörung mit einer Frequenz von 170 Schlägen pro Minute. Auf meine Smartwatch war also Verlass. Und nicht nur auf die. Auch auf meine wundervolle Notärztin und ihre Männer konnte ich vertrauen. Während die Ärztin mir gut zusprach und mich zu beruhigen versuchte, legte sie mir einen Zugang. Die Jungs bereiteten zeitgleich eine Infusion mit hochdosiertem Magnesium und einem Betablocker vor. Meine Geheimwaffe Kalium hatte ich schon vor ihrem Eintreffen genommen – ich kannte ja meinen Körper inzwischen gut. Noch heute bin ich überzeugt davon, dass das Kalium mich während der Wartezeit als letzte Instanz vor den Defischocks bewahrt hatte …

Kaum begann die Infusion zu laufen, überschwemmte mich eine

Hitzewelle. Die klassische Nebenwirkung, wenn Magnesium direkt in die Venen gespritzt wird. Ein Gefühl, als würde man innerlich lichterloh brennen. Während die Infusion in mich hineinlief, nahm die Ärztin meine Hand, streichelte sie beruhigend und verwickelte mich gemeinsam mit einem ihrer Sanitäter in ein Gespräch, um mich abzulenken. Die Minuten vergingen und plötzlich spürte ich ein erneutes Holpern in der Brust, bevor ich registrierte, dass von einem Moment auf den Nächsten das starke Klopfen meines Herzens verschwunden war. Als hätte es aufgehört zu schlagen. Stattdessen kribbelte plötzlich mein ganzer Körper, als würden tausend Ameisen über ihn laufen.

Ich bekam es wieder mit der Angst zu tun und sah die Ärztin irritiert an.

»Oh Gott, was passiert hier gerade? Ich spüre mein Herz nicht mehr und alles kribbelt! Soll das so sein?«

Die Notärztin lächelte mich nach einem kurzen Blick auf das EKG beruhigend an: »Keine Sorge, Frau Schwab, die Medikamente zeigen ihre Wirkung. Wir haben ihr Herz wieder in den normalen Rhythmus gebracht. Sie haben eine Herzfrequenz von 100 und die Gefahr ist gebannt.«

Ich sah die Ärztin und ihre Kollegen erleichtert und vollkommen erschöpft an.

»Endlich. Danke!«

Während das Rettungsteam anschließend diskutierte, wie es nun mit mir weitergehen würde, wanderte mein Blick zu Jen. Meine beste Freundin, die in der gesamten Zeit an meiner Seite war, dem Rettungsteam assistierte und das halbe Wohnzimmer umstellte, damit das Team genügend Platz hatte. Die Erschöpfung und große Erleichterung war auch ihr ins Gesicht geschrieben und die Lawine an Steinen, die in diesem Moment von unseren Herzen fiel, war vermutlich in ganz München hörbar.

Danke, liebes Schicksal! Danke, dass du meine beste Freundin dazu gebracht hast, mir eine Übernachtung in München anzubieten, und damit verhindert hast, dass die Rhythmusstörungen auftreten, während ich alleine im Auto auf dem Weg nach Hause bin. Danke, dass es ausgerechnet in München geschehen und nicht vollkommen eskaliert ist. So musste meine beste Freundin nicht miterleben, wie mich die grausamen Schocks meines Defibrillators durchzucken. Danke, dass du mir so ein tolles Rettungsteam geschickt hast. Und vor allem danke, dass wieder mal alles gut ging …

»Frau Schwab, wir nehmen Sie auf jeden Fall mit. Wo wollen Sie denn hingebracht werden?«

Ich stockte einen Moment. Eigentlich sollte ich ja in zwei Wochen in einem für mich komplett neuen Münchner Klinikum wegen meines Defibrillators operiert werden. Außerdem war der zuständige Arzt dort ein Experte für genetische Erkrankungen. Doch ich wusste, dass er gerade im Urlaub war, und anderen Kardiologen wurde ich noch nicht vorgestellt. Das Krankenhaus, das bisher für mich zuständig war, kannte mich dagegen (leider) schon in- und auswendig. Meine neue Diagnose *Gendefekt* taten sie als Zufallsbefund ab und akzeptierten ihn nicht als Grund für meine Erkrankung. Was sollte ich also tun?

Die Ärztin sah mich erwartungsvoll an.

»Frau Schwab? Was meinen Sie?«

»Ja, bringen Sie mich in das Krankenhaus, das mich bereits gut kennt.«

Es half ja alles nichts. Der für mich entscheidende Arzt in der anderen Klinik war im Urlaub. Und bei gefährlichen Herzrhythmusstörungen hatten meine alten Ärzte bisher immer ein gutes Händchen. Mal von der Grunderkrankung abgesehen.

»Gut, dann kündige ich uns jetzt im Klinikum an und wir holen den Rettungsstuhl aus dem Wagen.«

Die Ärztin verließ kurz ihren Platz neben mir und telefonierte, während einer der Sanitäter zum Auto lief. Ich blieb weiter stocksteif auf der Couch liegen, während Jen den inzwischen beachtlichen Berg an Verpackungsmaterial für Infusionen, Nadeln, Spritzen und Kanülen wegräumte und anschließend begann, meine Sachen zusammenzupacken. Keinen Zentimeter traute ich mich zu bewegen. Zu groß war die Angst, dass mein Herz es sich nur bei der kleinsten Bewegung anders überlegen und erneut einen Sprint starten würde. Wenige Minuten später erschien wieder die Ärztin mit der erleichternden Nachricht, dass für mich ein Platz im Klinikum frei ist. Und auch der Sanitäter kam kurz darauf mit dem Rettungsstuhl zurück. Es war Zeit zu gehen … oder viel mehr davonzuholpern. Dachte ich zumindest. Denn die letzten Male wurde ich mit dem Rettungsstuhl ganz schön durchgeschüttelt. Wie bei einem Sackkarren, wenn die schwere Fracht Stufe für Stufe runtergeholpert wird. Doch dieses Mal hatten die Männer mit mir Erbarmen und trugen mich kurzerhand wie die Prinzessin auf dem Sackkarren die fünf Stockwerke nach unten bis vor die Tür, wo die Trage auf mich wartete. Jen begleitete uns bis zum Rettungswagen. Dann war es endgültig Zeit, sich zu verabschieden. Es war inzwischen halb 12 Uhr nachts und Jen war sichtlich k. o.

»Ich hab dich lieb, Tam! Halte mich bitte auf dem Laufenden, ja?«

»Klar doch! Aber ich bin ja jetzt in guter Gesellschaft.« Ich lächelte Richtung Notärztin und ihren Kollegen.

»Fahrt vorsichtig!«

Die Tür fiel zu und eine erneute Reise in mein Münchner Klinikum startete. Sicher hatten sie mich auf Station schon schmerzlich vermisst … Als wir ankamen, ging das übliche Prozedere los. Übergabe des Gefahrenguts Herzpatient an die Ärzte der Notaufnahme und ein kurzer Lagebericht. Vitalwerte checken. Alles roger. Dann war es auch langsam Zeit, von meinen Rettungsengeln Abschied zu nehmen. Wie schade. Denn ich hatte sie wegen ihrer wahnsinnig herzlichen und lieben Art schon nach wenigen Minuten ins Herz geschlossen.

Inzwischen war es jedoch ein Uhr in der Nacht und ich fix und fertig von 45 Minuten Dauersprint meines Herzens. Ich schrieb schnell meinen Eltern, dass ich im Krankenhaus lag, und versuchte anschließend im Schockraum eine Mütze Schlaf zu erwischen. Aber Fehlanzeige. Mein Entertainmentprogramm endete noch nicht. Bevor ich mich in den Tiefschlaf verabschieden konnte, musste ich in ein anderes Zimmer umziehen, in dem eine schnarchende Oma auf mich wartete. Ach ja, ich liebte es, wenn ich keine Ohropax dabeihatte.

Auch am nächsten Tag, es war ein Sonntag, wurde es leider nicht besser. Obwohl es sich anfangs sehr vielversprechend anhörte.

»Frau Schwab, wir bringen Sie jetzt auf die Privatstation. Da sind Sie in der Nähe der behandelnden Chefärztin.«

Na, da hatte ich natürlich nichts dagegen. Privatstation und dann noch in Behandlung der Chefärztin, die mich und mein Herz bereits in- und auswendig kannte. Das war akzeptabel. Außerdem stellte sich kurz darauf heraus, dass es nicht nur ein Zimmer auf der Privatstation war, sondern auch ein Einzelzimmer mit einem großen Fenster, durch das den ganzen Tag die Sonne schien. Sperrangelweit offen und den Stuhl direkt davor, konnte ich den Sonntag ganz gut hinter mich bringen. Wenn nicht gegen Nachmittag plötzlich eine Stationsärztin zu mir ins Zimmer gekommen wäre, um mir zu verkünden, dass nicht nur eine erneute Verödung am Herzen für den kommenden Tag geplant war, sondern auch, dass meine behandelnde Ärztin leider im Urlaub war und erst übernächste Woche zurückkommen würde.

Das konnte doch nicht wahr sein. Jetzt passierte das Unglück schon in München und dann waren ausgerechnet beide Ärzte, die meinen Fall näher kannten, zeitgleich im Urlaub? Na, das nennt man wohl schlampigste Arbeit, liebe Glücksfee. Guten Willen zeigst du ja immer wieder, aber bei der Ausarbeitung haust du jedes Mal einen Berg von Fehlern rein, die ich im Anschluss ausbaden darf ... herzlichen Dank auch!

»Das heißt, jemand anderer führt meine Ablation durch?«

»Ja, das würde dann die Vertretung der Chefärztin machen.«

Wunderbar. Davon war ich alles andere als begeistert. Es gab schon einen Grund, warum sich bisher immer nur die Verödungsqueen an mein Herz getraut hatte. Und jetzt sollte ich ganz spontan jemand anderen mit dem Lötkolben in meinem Herzen rumwühlen lassen. Ich weiß ja nicht.

»Könnte ich auch warten, bis sie aus dem Urlaub zurück ist?«

»Ja natürlich, wir können Sie ja nicht zwingen. Aber dann würden wir Sie bis dahin entlassen.«

Hm ... das war auch nicht gerade das, was ich wollte. Schließlich hatte ich viel zu viel Schiss, dass in der Zwischenzeit noch mal was passieren könnte und ich am Ende doch wieder Bekanntschaft mit meinem Defibrillator machen müsste.

»Okay, ich überleg es mir ...«

Was sollte ich nur tun? Einem anderen Arzt vertrauen, der mich noch nie gesehen hat, und darauf hoffen, dass er genauso gut die bösen Stellen im Herzen erwischt, wie es seine Kollegin immer tat? Oder doch lieber darauf warten, dass sie aus dem Urlaub zurückkommt und währenddessen feste die Daumen drücken, dass nichts passiert und ich zu Hause nicht ins Krankenhaus muss? Um Himmels willen nein, bloß nicht wieder dorthin. Keine zehn Pferde brachten mich erneut in die Klinik mit den empathischen Totalausfällen. Mir blieb also nur die Wahl zwischen Pest und Cholera. Weshalb ich mich nach ausgiebigem Überlegen ganz rational für Option eins entschied. Der Vertretungsarzt sollte ja auch ein kompetenter Arzt sein und da konnte immerhin nur eine Sache schiefgehen. Bei der anderen Option wären es dagegen zwei Gefahren gewesen: Eine erneute potenzielle Bekanntschaft mit meinem Defibrillator und dann auch noch in der Nähe meines höchstpersönlichen Horrorkrankenhauses. Nein, danke …

Nachdem ich meine Entscheidung getroffen hatte, informierte ich meine Eltern, dass ich wohl ein Weilchen meinen Münchentrip verlängern würde, und schickte Jen eine kleine Einkaufsliste. Schließlich hatte ich nur Sachen für eine Nacht bei mir und ich war nicht sonderlich scharf darauf, mehrere Tage hintereinander dasselbe Höschen zu tragen. Geschweige denn am Abend nur zwei Scheiben Brot mit Wurst statt meinem heiß geliebten Obst und Gemüse zu essen.

Dennoch blieb mir an diesem Tag viel zu viel Zeit, weiter darüber nachzudenken, ob meine Entscheidung wirklich die richtige war. Sollte ich das wirklich durchziehen? Oder vielleicht doch besser warten, bis meine Ärztin wieder da war? Machte ich vielleicht mit meiner unbelehrbaren Ungeduld am Ende alles nur noch schlimmer? Ich wusste es nicht. Aber ich wusste, dass meine Angst viel zu groß war, um eine ganze Woche zu Hause mit einer tickenden Zeitbombe in der Brust abzuwarten …

5. KAPITEL
SCHOCKIERENDE NEUIGKEITEN

31. Mai 2021

Der nächste Tag brach an. Das mir nur zu vertraute Nüchtern-Schild baumelte seit der vergangenen Nacht wieder wie ein Folterurteil über meinem Kopf. Und ich betete still vor mich hin, dass ich nicht allzu lange im Fastenmodus bleiben musste. Besonders, weil die von meiner besten Freundin eingekauften Tomaten, Paprika und Karotten demonstrativ vor mir auf dem Tisch lagen und mich förmlich anbettelten, dass ich sie verputzen sollte. Doch scheinbar hatte Gott an diesem Tag Ruhetag und ich sprach ihm mit meinen Gebeten in Dauerschleife auf die Mailbox. Denn ich wartete und wartete, während ich mit jeder Minute hungriger und genervter wurde, aber einfach nichts geschah. Das Spiel ging bis halb 5 am Nachmittag, als endlich eine Schwester den Kopf durch den Türspalt meines Zimmers steckte.

»Sorryyyy, wir hatten einen Notfall. Die OP wurde auf morgen verschoben.« Natürlich. Das war klar. Die Hungerei war wie bereits so oft in der Vergangenheit vollkommen für die Katz gewesen. Warum machte man das immer mit den dünnsten Mädels, die keinerlei Puffer auf den Rippen hatten und somit schon bei einem verspäteten Mittagessen die Nerven verloren. Ich werde nie eine Antwort darauf bekommen. Deshalb schob ich den Gedanken erst mal beiseite. In diesem Moment war etwas anderes viel wichtiger. Denn mit der Aussage der Schwester war das Buffet für mich eröffnet und während sie das Zimmer mit dem Nüchtern-Schild verließ, um mir mein verspätetes Mittagessen zu bringen, hechtete ich schon zu meinem Gemüsevorrat.

Den Fehler, wieder ab acht Uhr morgens hungern zu müssen, machte ich definitiv kein zweites Mal. Deshalb stopfte ich mir nach einem kleinen Gemüsesnack gleich noch das verspätete Mittagessen hinter die Kiemen. Eine halbe Stunde später kam bereits das Abendessen. Das war mir heute aber schnurzpiepegal. Die zwei Scheiben Brot und das bisschen Bohnensalat würden mich mit Sicherheit nicht bis zum nächsten Mittag satt halten. Nur den obligatorischen Joghurt behielt ich für meinen Mitternachtssnack. Für eine sichere und ausreichende Lebensmittelversorgung musste ich schon andere Geschütze auffahren. Und zwar Krankenhaus-Trick Nummer 17: die Lieferdienstbestellung. Ja, ich habe es nicht für möglich gehalten, aber Lieferdienste liefern auch ins Krankenhaus. Zu Corona-Zeiten zwar leider nur bis vor den Eingang des Krankenhauses statt vor die Zimmertür. Aber ich hatte ja offiziellen Freigang. Somit war das kein Problem und ich konnte abends um acht Uhr glücklich mit einem Pizzakarton unter dem Arm, sechs kleinen Pizzabrötchen mit Aioli sowie einem Muffin als Nachtisch durch die Krankenhausgänge wandern. Das sollte erst mal reichen. Eine gute Vorbereitung war einfach schon immer das A und O.

Und die machte sich tatsächlich bemerkbar. Am nächsten Tag konnte ich ohne Nervenzusammenbruch und Hungergefühle easy die OP abwarten. Bevor es losging, entledigte ich mich wie immer meines gesamten Schmucks, warf mich in das schicke Kleidchen mit XXL-Rücken-Po-Ausschnitt und ging zur Sicherheit noch fünf Mal auf die Toilette. Bis ich endlich abgeholt wurde und ich es mir auf der kalten eisernen Schlachtbank gemütlich machen durfte. Aufregung spürte ich dabei schon lange nicht mehr. Traurig aber wahr, so langsam waren diese Prozedere wirklich Routine für mich geworden. Ich wusste, was mich erwartet. Freute mich sogar auf den kleinen Kick, den einem das Propofol verpasste, wenn es langsam in die Venen floss, und vertraute fest darauf, dass auch dieses Mal alles gut verlaufen würde.

Ich hörte noch, wie mir die OP-Schwester eine gute Nacht wünschte, bevor ich im nächsten Moment dank des Narkosemittels einschlief wie ein Baby. Oder eher wie Dornröschen. Denn die OP und das Narkosemittel hatten mich dieses Mal ganz schön ausgeknockt. Sogar das Ziehen der Schläuche, die nach der OP in meiner Leiste steckten und normalerweise mein persönlicher Horror waren, verschlief ich größtenteils. Bis zum Abend befand ich mich im Land der Träume. Dann musste ich mich für eine schnelle Lebensmittelzufuhr und ein kurzes Gespräch mit den Ärzten, die wohl sehr zufrieden mit der OP waren, zurück in die Realität zwingen. Ganze eineinhalb Stunden hielt ich es aus, bevor ich mich in die zweite Runde meines Schönheitsschlafes verabschiedete.

Erst am nächsten Morgen um sieben Uhr hatte ich endlich ausgeschlafen und wankte mit wackeligen Knien das erste Mal wie ein Wrack über den Krankenhausgang. Hinfallen, aufstehen, hinfallen, aufstehen, hinfallen, aufstehen. Das Spiel beherrschte ich mittlerweile aus dem Effeff. Und deshalb freute ich mich einfach nur, dass es wieder mal geschafft war und ich hoffentlich am nächsten Tag meine Sachen packen und nach Hause fahren dürfte. Doch was an diesem Abend noch geschah, brachte meinen toughen Umgang mit meiner Krankheit, all den Klinikaufenthalten und den OPs vollkommen überraschend zum Einstürzen.

Es war acht Uhr abends. Bereits seit drei Stunden verteidigte ich mein Abendessen vor den Schwestern, die das unberührte Tablett immer wieder aufs Neue mitnehmen wollten. Ich begann, die zwei trockenen Scheiben Brot mit Wurst herunterzuwürgen, und telefonierte währenddessen mit einem Freund. Natürlich fragte er mich, wie jeder in meinem Umfeld, wie es mir ginge.

»Alles wunderbar, morgen geht's heim!«, berichtete ich ihm optimistisch von meinem Zustand. Schließlich waren die Ärzte nach wie vor sehr zufrieden mit ihrer Arbeit und die Herzrhythmusstörungen hatten aufgehört. Bisher. Denn während ich nach dem Telefonat mit weit geöffnetem Fenster am Tisch saß und entspannt eine Netflix-Serie ansah, merkte ich von einer Sekunde auf die nächste, dass etwas nicht stimmte. Mein Herz schlug plötzlich rasend schnell und ich fasste mir panisch an die Brust. Ich realisierte, dass diese Situation blanker Ernst war. Ich konnte gerade noch zum Bett hechten und den Notfallknopf drücken, als plötzlich und mit voller Wucht ein Elektroschock meinen Körper durchzuckte und ich vor Schmerzen aufschrie.

Während die Ärzte und Schwestern ins Zimmer stürmten, jagte

bereits ein zweiter Schock durch mich hindurch. Erst der dritte und letzte beförderte mich endgültig in die Bewusstlosigkeit. In einen Zustand, der sich nicht anfühlte, als würde ich in ein schwarzes Loch versinken. Sondern in einen schönen Traum. So wie es damals auf Ibiza bei meinem zweiten plötzlichen Herztod war. Dieses Mal war da aber mehr ... Tausende von Bildern. Situationen. Momentaufnahmen. Sie flogen in Daumenkinogeschwindigkeit an meinem inneren Auge vorbei. So schnell, dass ich gar nicht genau hinsehen konnte. Nicht erkannte, was auf all den Bildern zu sehen war. Doch es war viel. Und es fühlte sich schön an. Bis die Diashow in Rekordgeschwindigkeit ganz plötzlich und abrupt mit dem Bild eines Krankenhauszimmers endete, in dem Menschen aufgeregt hin- und herrannten.

»Wo bin ich?«, fragte ich vollkommen verwirrt in den Raum hinein. Eine Frau mit weißem Kittel und Maske beugte sich über mich.

»Frau Schwab, Sie sind im Deutschen Herzzentrum. Sie waren gerade ohnmächtig, weil sie drei Schocks von ihrem Defibrillator bekamen.«

Die beruhigende und wärmende Wahrnehmung eines schönen Traumes wich in Sekundenschnelle einem unvergleichlich vernichtenden Gefühl. Einer Mischung aus Enttäuschung, missbrauchtem Vertrauen, Niederlage, Schmerz und Angst. Eben noch auf Wolken, lag ich Sekunden später auf dem harten, steinigen Boden der Realität. Und japste nach Luft, während Tränen über meine Wangen liefen. Ich spürte die Schmerzen in der Brust, die durch die Schocks und das Verkrampfen der Muskeln entstanden, als die Ärztin kurze Zeit später die EKG-Pads für das Auslesegerät meines Defibrillators auf den Oberkörper klebte. Ich realisierte langsam, was geschehen war. Vor eineinhalb Tagen hatte ich noch eine lange OP, in der die Ärzte alle kaputten, gefährlichen Stellen in meinem Herz verödet hatten. Und nun bekam ich drei Schocks meines Defibrillators. Genau das, was mit der Operation hatte vermieden werden sollen. Bedeutete es, dass alles umsonst war? Dass nichts mehr half und mein Herz langsam, aber sicher unberechenbar wurde? Bedeutete es, dass ich endgültig nicht mehr heilbar war? Ich konnte nicht mehr. Alles brach in diesen Sekunden über mir zusammen. Wie eine große schwarze Gewitterwand überrollten mich von einer Sekunde auf die nächste Todesangst, Fassungslosigkeit, Panik, Schmerzen, Trauer, Unsicherheit und eine Hoffnungslosigkeit, die ich so noch nie in mir gespürt habe.

»Was muss ich ertragen, bis ich endlich die Chance auf ein neues Herz bekomme?« Ich musste diese Frage stellen. In diesem Moment, in diesem Bett. Unter Tränen. Mit den Schmerzen in der Brust und der Verzweiflung im Bauch. Weil ich diesen Wahnsinn einfach nicht mehr verstand. Nicht mehr verstand, warum ich all das noch ertragen musste. Während die Ärzte dabei zusahen und sich nur trauten, Löcher zu stopfen. Bis sie wieder aufrissen und man von Neuem begann. Ich sah die Ärztin verzweifelt und unter Tränen an, während sie gerade dabei war, meinen Defibrillator auszulesen. Sie erwiderte meinen Blick und ließ kurz darauf von dem Auslesegerät ab. Sie kniete sich neben mich und nahm meine Hand.

»Frau Schwab, ich weiß nicht, wann es so weit ist. Ich glaube aber, dass sie mit dem, was heute passiert ist, einen ganz großen Schritt in diese Richtung gegangen sind.«

Mit diesem Satz riss sie endgültig alle Dämme bei mir ein. Mir liefen die Tränen wie ein Wasserfall runter. Und die Ärztin ließ endgültig von dem Gerät neben mir ab, um das Auslesen einer Kollegin zu überlassen. Sie kniete sich neben mich ans Bett und wich mir nicht mehr von der Seite. Streichelte mir minutenlang beruhigend den Arm und die Wange und sah mich verständnisvoll an, während all meine Sorgen und Ängste in einem Wort- und Tränenschwall aus mir herausströmten. Statt wie alle Ärzte in der Vergangenheit das Weite zu suchen, saß sie einfach nur bei mir und beruhigte mich. Hörte mir zu und schenkte mir Nähe. War in diesem Moment einfach nur ein liebevoller, tröstender Mensch, statt einer abgeklärten Ärztin.

Unterdessen bereiteten ihre Kollegen meinen Umzug in die Intensivstation vor. Zu instabil war mein Herzrhythmus. Zu gefährlich war es, mich unter geringer Beobachtung in einem Zimmer auf der Normalstation zu lassen. Bevor ich jedoch umzog, verschwand die liebevolle Ärztin für einen Moment und kam kurz darauf noch einmal an mein Bett, um mir einen kleinen Zettel in die Hand zu drücken.

»Hier. Falls du jemanden zum Reden brauchst … Aber es wird alles gut, ganz sicher!«

Ich erahnte ihr aufmunterndes Lächeln unter der Maske, die sie trug, und sie verabschiedete sich von mir mit einem letzten festen Druck meiner Hand.

Als ich kurz darauf in meinem Bett zur Intensivstation gebracht wurde, öffnete ich neugierig meine Hand und sah mir den Zettel genauer an. Es war eine Handynummer, die mit Kugelschreiber auf den kleinen viereckigen Zettel geschrieben war. Es war die private Nummer der liebevollen Ärztin.

Eine Geste, die mir erneut Tränen in die Augen trieb. Weil sie für mich in diesen Minuten die Welt bedeutete. Sie ließ mich das Gefühl von tiefster Menschlichkeit spüren. In einer Situation, die nicht unmenschlicher hätte sein können. Dieser Moment war einer von einer Handvoll Momenten, die ich erleben durfte und die ganz entscheidend dafür waren, den harten Marathon, der mir bevorstand, mental gesund zu überstehen. Denn ich fühlte mich plötzlich aufgehoben. Nicht nur von einer Ärztin oder einem Krankenhaus. Sondern von etwas Höherem. Als gäbe es gerade irgendeinen Plan, den ich durchleben und dabei etwas ganz Wichtiges lernen sollte. Und um daran nicht zu zerbrechen, wurde mir in diesen schweren Momenten ein Engel im weißen Arztkittel zur Seite gestellt. Als wollte mir jemand zeigen, dass ich in Zeiten, in denen ich an dem guten Ende ernsthaft zweifelte, tatsächlich an Wunder glauben darf.

Auch wenn die Nacht noch nicht vorbei war. Und mit ihr auch der Horror nicht. Im Gegenteil. Das, was ich in meinem Zimmer auf der Privatstation erlebte, war nur der Vorgeschmack auf die restliche Nacht. Ich war erschöpft. Von den Schocks. Aber auch, weil mein Herz immer noch vor sich hinstolperte, statt in einem normalen Rhythmus zu schlagen. Trotz Tavor, einem Medikament zur Beruhigung, und dem Wissen, dass ich nun auf der Intensivstation war, packte mich immer wieder die Panik.

»Mann, Herz, jetzt gib doch endlich Ruhe. Du hast mich heute schon genug getriezt.«

Aber es half alles nichts. Die Stolperpartie ging über Stunden hinweg weiter. Und mit ihr auch meine Panik. Vor weiteren Schocks meines Defibrillators. Es war ein Teufelskreis. Weshalb irgendwann nachts ein Arzt mit einer Spritze in mein Zimmer kam.

»So, Frau Schwab. Vielleicht kann ich sie hiermit beruhigen.«

Er deutete auf die Spritze.

»Da drin ist ein Medikament, das sie vergessen lässt. Sollten Sie also heute Nacht noch mal ins Kammerflimmern wechseln und Schocks ihres Defibrillators bekommen, dann können wir Ihnen sofort diese Spritze geben und Sie werden die Schocks vergessen.«

Er legte die Spritze auf das Sideboard neben der Tür. Weit genug von mir entfernt, aber nah genug für Schwestern und Ärzte, die ins Zimmer stürzen würden, wenn der EKG-Monitor wegen Kammerflimmern alarmiert.

»Danke!«, war das Einzige, was ich in diesen Stunden über die Lippen brachte. Ich war zu erschöpft. Zu verängstigt. Zu traumatisiert. Und trotzdem war die Spritze mit diesem Medikament eine große Erleichterung. Ja, wenn es diese Nacht tatsächlich noch mal hart auf hart kommen würde, dann müsste ich die Schocks zwar ertragen. Aber die Erinnerungen würden nicht als Narben auf meiner Seele zurückbleiben.

Und so kann ich nicht davon berichten, was in dieser Nacht noch geschehen ist. Wie es sich anfühlte. Welche Schmerzen ich ertragen musste. Was ich in diesen Sekunden dachte. Und welche Nahtoderfahrungen ich machte. Erst am nächsten Tag erfuhr ich, was geschehen war. Ich hatte einen in Fachkreisen bekannten electrical storm. Ein Ereignis, das einen Zustand kardialer elektrischer Instabilität bezeichnet, der sich in multiplen Episoden ventrikulärer Tachyarrhythmien (VTs) innerhalb weniger Stunden äußert.[7] Genau genommen waren es zwischen drei und vier Uhr nachts drei weitere VTs mit acht ATP-Abgaben, sogenannten antitachykarde Stimulationen, und fünf Schocks meines Defibrillators.

Auch meine Eltern erfuhren erst am nächsten Tag, was in dieser Nacht mit mir geschehen war. Dass ich wieder mehrmals mit dem Tod im Ring stand. Und den Kampf gewonnen hatte. Aber dass ich dabei auch große Verluste einstecken musste. Viel Energie, die aus mir, meinem Körper und meinem Geist, verschwand. Und viel

Stärke, die meine Seele verlor. Sodass sie verletzt, eingeschüchtert und traumatisiert in einer dunklen Ecke in mir kauerte. So drängte sich eine große Frage immer deutlicher in den Raum: Wie lange reichte meine Kraft noch aus?

Wenn ich ehrlich mit mir war, wusste ich das nicht mehr. Ich glaubte in allen vergangenen schwierigen Zeiten immer an das gute Ende. An den Plot Twist, der plötzlich die ganze Geschichte zum Guten wendet. Aber wird der wirklich kommen? Und wenn ja, wie viel musste ich bis dahin noch durchmachen? Würde meine Kraft für den restlichen Weg wirklich ausreichen? Besonders, wenn es kaum Möglichkeiten gibt, meine Kraft wieder aufzufüllen …

Denn meine Eltern durften mich in diesen enorm schwierigen Tagen nicht besuchen kommen. Auf der Intensivstation herrschte wegen Covid Besuchsverbot. Mir fehlte so sehr die Nähe meiner Eltern. Die Umarmungen, die Geborgenheit, das aufmunternde Lächeln meiner Mutter und meines Vaters, wenn sie mir direkt in die Augen sahen. Es fehlte eine große Unterstützung, die ich in dieser harten Zeit schmerzlich vermisste. Aber vielleicht spürte es das Leben. Dass ich für meinen weiteren Weg trotzdem Engel an meiner Seite brauchte. Und schickte sie mir direkt in meine Nähe.

Es war der zweite Tag auf der Intensivstation und eine Schwester kam morgens zu mir, um mich zu waschen und das Bett zu machen, während ich die Zähne putzte. Nachdem sie fertig war und ich von meinem kurzen Ausflug ins Bad vollkommen erschöpft zurück im frisch bezogenen Bett lag, griff sie in die Tasche ihres Schwesternhemdes und zog ein kastaniengroßes Holzherz daraus hervor.

»Das ist für dich. Damit du hier eine Kleinigkeit hast, an der du dich festhalten kannst«, sagte sie mit einem aufmunternden Lächeln und streckte mir das Holzherz entgegen.

Ich sah sie ungläubig an und nahm vorsichtig das Schnitzwerk. Während ich das Herz in meiner Hand betrachtete, flossen mir die Tränen wie ein Platzregen an meinen Wangen herunter. So gerührt war ich von dieser im wahrsten Sinne des Wortes herzlichen Geste.

»Wow, danke schön!«, brachte ich gerade so unter Tränen hervor. Noch nie in meiner ganzen Krankenhauskarriere hatte ich solch unfassbar menschliche Situationen erlebt und solch unglaublich herzliche Gesten von Pflegern und Ärzten erfahren. Doch plötzlich geschahen sie innerhalb von wenigen Tagen mehrmals. Zufall oder Zeichen? Wer weiß das schon. Ich jedenfalls deutete es für mich als ein zweites Zeichen, dass hier etwas im Gange war und jemand oder irgendwas die Finger im Spiel hatte …

Die Tage auf der Intensivstation vergingen. Mein Herz blieb seit meiner Horrornacht halbwegs ruhig. Und meine Ärztin kam aus dem Urlaub zurück. Doch ihr sorgenvoller Blick sorgte nicht für ein beruhigendes Gefühl in mir.

»Frau Schwab, was machen Sie denn für Sachen?«

»Ja, das frag ich mich auch. Scheinbar hatte mein Herz mal wieder Lust auf ein paar Schockmomente.«

»So wie es aussieht, hat die Ablation nichts mehr gebracht. Obwohl mein Kollege sehr zufrieden mit den Ergebnissen war. Aber Sie haben uns ja schon im Januar mitgeteilt, dass bei Ihnen ein genetischer Defekt entdeckt wurde. Damals dachte ich tatsächlich, das wäre ein Zufallsbefund. Doch nach diesen Ereignissen fürchte ich, dass wir ihn nicht beiseiteschieben können.«

Als sie das aussprach, spürte ich tief in mir, wie mein trotziges kleines Ego wütend aufstampfte und vor sich hin schimpfte: »Ich hab's euch gesagt. Aber ihr wusstet alles besser!«

Diese Reaktion half nicht. Die Vorwürfe halfen nicht. Es war geschehen und vermutlich wäre es auch geschehen, wenn sie mich von Anfang an ernst genommen hätten. Ich schluckte somit mein Ego runter und versuchte, Fassung zu wahren. Ich brauchte die Ärztin jetzt. Auf meiner Seite. Weil ich mit schwersten Herzrhythmusstörungen in diesem Krankenhaus festgekettet war und sie die Chefin ist. Mit Diskussionen über Diagnosefehler kam ich da mit Sicherheit nicht weit.

»Hätte ich mit diesen Erkenntnissen und Vorkommnissen vielleicht doch die Chance, an ein neues Herz zu kommen?«

»Ja, ich denke, es macht Sinn, sich langsam darüber Gedanken zu machen. Aber wir würden Ihnen trotzdem erst mal noch einen stärkeren Defibrillator einsetzen. Der aktuelle hat zwar seinen Job gemacht, aber er hat immer wieder mehrmals schocken müssen. Sie haben so schwere und hartnäckige Herzrhythmusstörungen, dass wir mit mehr Energie ranmüssen. Wenn Sie damit einverstanden wären, dann würden wir Ihnen morgen einen der stärksten Defibrillatoren auf dem Markt implantieren.«

Ich war überhaupt nicht einverstanden. Ein Defibrillator, der mich mit noch mehr Energie schocken sollte? Die Schocks, die ich bisher erleben musste, brachten mich schon an die Grenze des Ertragbaren. Jedes Mal, wenn mir ein Schock durch Mark und Bein ging, fühlte es sich für mich an, als würde meine Seele gefoltert werden. Ohne auch nur ein klein wenig zu übertreiben. Denn in diesen Momenten war ich meinem Defibrillator hilflos ausgeliefert. Einem Gerät in meiner Brust, das keinen Ausschalter hatte. Dem ich nicht sagen konnte, dass ich am Ende war und es bitte aufhören sollte. Das mir unermüdlich weiter Schmerzen und Narben auf meiner Seele zufügte, bis mein Körper vor Erschöpfung das Bewusstsein verlor.

Zwar war dieses streichholzschachtelgroße und 100 Gramm schwere Gerät mit etwas Glück mein Lebensretter. Doch wenn sich meine Seele nach den Schocks wie ein traumatisiertes und verletztes Kaninchen in seinem dunklen Bau versteckte, gab es Situationen, in denen ich mich fragte, ob das alles überhaupt Sinn machte. Zwar bekam ich wieder mal die Chance, ein Stückchen weiterzuleben. Aber eben mit einer weiteren großen Narbe auf einer Seele, die schon so vieles ertragen musste. Und nun sollten die Narben in Zukunft noch größer werden?

Ich wusste nicht, ob ich das ertragen konnte. Aber ich wusste, dass ich trotz all der Schmerzen, die mir jederzeit und überall dank meines kaputten Herzens und eines Defibrillators in der Brust zugefügt werden konnten, leben wollte. Ich wollte mit Freundinnen die Welt entdecken. Ich wollte lieben. Mit der Familie noch viele Abende lachend am Esstisch sitzen. Mich selbst verwirklichen – in meiner Arbeit und meinem Sein. Neue Menschen treffen und mich inspirieren lassen. Von der Natur, von Seelen, vom Leben.

Ich wollte nicht aufgeben. Nein, ich konnte nicht aufgeben. Wie gesagt, das Wort war seit Langem aus meinem Wortschatz gestrichen und das blieb es auch. Reiß dich zusammen! Ein Satz, den ich in meiner Kindheit oft gehört und der sich mir eingebrannt hatte. Ein Satz, der vielleicht für ein Kind oft nicht der richtige ist. Aber in dieser Lebensphase half es mir, dass ich ihn schon von klein auf gelernt hatte.

Reiß dich zusammen! Du willst leben? Dann tu verdammt noch mal alles dafür!

»Alles klar. Bauen wir eben morgen den neuen Defi ein.« Ich stimmte der OP zu.

Am nächsten Tag war es so weit. Der zweite große Eingriff innerhalb einer Woche stand an. Während ich von einem Pfleger in den OP-Saal geschoben wurde, tauschten wir den aktuellen Klatsch und Tratsch aus. Dem schlossen sich die Schwestern an, als ich im OP-Saal angekommen war. Während sie mich mit dem EKG verkabelten, die zu operierende Stelle mit Jod einstrichen und meine Arme und Beine festschnallten, damit ich während der Testschocks niemandem aus Versehen unter Narkose einen Tritt oder eine Ohrfeige verpasste, quasselten sie munter mit mir weiter. Der Anästhesist zog das altbekannte Propofol auf eine Spritze und während er sich mir näherte, wurde es langsam still im Saal. Oder auch nicht. Zwar verstummten die Stimmen der OP-Schwestern und Ärzte, aber gleichzeitig nahm ich dadurch das erste Mal wahr, dass im Saal ein Radio lief. Der Arzt setzte die Spritze an. Und während das Propofol in meine Venen floss, nahm ich kurz vor der Bewusstlosigkeit nur noch zwei Songtextzeilen wahr, die in diesen Sekunden aus dem Radio trällerten. Eine zweizeilige Botschaft, die trotz all dem, was in den Tagen zuvor geschehen war, plötzlich tief in mir ein gewaltiges und mächtiges Urvertrauen auslöste. Ein Vertrauen, das mich danach nie mehr verlassen sollte.

Don't you worry, don't you worry, child
See heaven's got a plan for you …
(Swedish House Mafia, 2012)

Dieses Erlebnis ist keine romantische Erzählung, die ich mir hab einfallen lassen, weil ich dachte, das klingt ganz nett. Es geschah genau so. Ein Moment, der für mich endgültig das eindeutige Zeichen war, dass ich vertrauen musste. Ich würde es schaffen. Mit meinem Durchhaltevermögen, meiner Willenskraft, meiner Liebe für das Leben und mit den richtigen Ärzten an meiner Seite. Ich wusste es. Und war durch dieses Erlebnis mehr denn je bereit, zu kämpfen. Gegen den Tod, gegen die ständig existierende Angst und gegen die Hoffnungslosigkeit. Für das Leben, für meine Liebsten und vor allem für mich selbst.

Bevor ich damit starten konnte, musste ich allerdings erst mal meinen Narkoserausch ausschlafen.

Zwei Tage nach der OP wurde ich auf die Normalstation verlegt. Ich hatte die Implantation des neuen Defibrillators dieses Mal halbwegs gut vertragen. Sogar die Schmerzen hielten sich in Grenzen. Vielleicht waren ja nach dem vierten Herumgestochere in der Defibrillatortasche (so heißt der Bereich in der Brust, in den das Gerät implantiert wird) meine Nerven dort langsam, aber sicher alle abgetötet. Jedenfalls freute ich mich darüber. Wenn es auch das Einzige war, über das ich mich freuen konnte. Denn mein Herz war weiterhin ein aufgescheuchtes Hühnchen. Zwar schlug es nicht mehr ganz so unregelmäßig, dafür plötzlich umso schneller. Ich quälte mich den ganzen Tag mit einem Ruhepuls von 120. Wenn ich nur die zwei Meter bis zur Toilette lief, kletterte die Herzfrequenz auf 150. Ein unfassbar unangenehmes Gefühl, wenn man erst wenige Tage zuvor wegen einem lebensgefährlich hohen und unregelmäßigen Herzschlag mehrere Schocks einstecken musste. Doch ich war ja immer noch der Überzeugung, dass wir trotz der Defibrillator-Implantation in den nächsten Tagen das Thema Herztransplantation angehen würden. Mein großer Hoffnungsschimmer. Somit übte ich mich in Geduld und hoffte darauf, dass endlich zeitnah Nägel mit Köpfen gemacht würden.

Die Worte, die mir einen Tag später bei der Visite vom Oberarzt ins Gesicht geknallt wurden, ließen allerdings ein für alle Mal meinen Geduldsfaden, der sich aufgrund der vergangenen Erlebnisse inzwischen wie ein Stahlseil anfühlte, wie ein Stickgarn reißen.

»Frau Schwab, wir entlassen Sie morgen. Sie müssen langsam wieder raus aus dem Bett und von Ihrer sicheren Umgebung hier in Ihren Alltag zurückfinden.«

Äh. Moment. Hatte ich irgendwas verpasst? Vor zehn Tagen hatte ich eine mehrstündige Ablation. Vor nicht mal einer Woche hatte ich eine ganze Nacht lang einen electrical storm und währenddessen acht Schocks meines Defibrillators bekommen. Vor drei Tagen wurde mir ein stärkeres Gerät implantiert und aktuell hatte ich einen Ruhepuls von 120, der in der Senkrechten auf eine Frequenz von 150 kletterte. Wo genau in dieser Liste war jetzt der Punkt, der einen darin bekräftigte, dass ich gesund genug war, um zu gehen? Und vor allem, was wurde aus den Versprechungen, dass wir uns um das Thema Transplantation kümmern?

Ich intervenierte. Doch ich hatte keine Chance.

»Also, Frau Schwab, so wie Sie hier im Bett liegen, sehe ich überhaupt keinen Grund dafür, dass man Sie hochdringlich auf die Transplantationsliste setzen könnte.«

Ich starrte dem Mann in Weiß fassungslos hinterher, während er mit einem ignoranten Blick und seinen zwei Assistenzärztinnen im Schlepptau das Zimmer verließ. Wow … das war eine Ansage, die ich erst mal verdauen musste. Hatte er das gerade tatsächlich gesagt? Ich hatte keine reale Chance, zeitnah ein neues Herz zu bekommen? Das, was ich erlebt hatte, war noch lange nicht schlimm genug? Was zum Teufel sollte denn geschehen, damit ich endlich ernst genommen werde? Ein erneutes künstliches Koma? 50 Schocks auf einmal? Oder so starker körperlicher Verfall, dass ich nur noch die Bettpfanne nutzen konnte? Ich sah auf die inzwischen geschlossene Türe, während ich um meine Fassung rang und versuchte zu begreifen, was mir von diesem Arzt gesagt worden war und besonders, wie er es getan hatte.

Denn er knallte mir seine Botschaft nicht nur auf empathieloseste Art und Weise ins Gesicht. Er zerfetzte damit im gleichen Moment mein allerletztes Fünkchen Hoffnung, das ich nach all dem Horror noch mühevoll in mir trug. Eine potenzielle Herztransplantation war mein allerletzter Grashalm, an den ich mich in meiner Verzweiflung klammerte. Und dieser Arzt trat ihn ohne Zögern und mit voller Gewalt platt, um anschließend ganz entspannt wegzugehen. Aber er hatte Glück. Dass er diesen Satz nicht einer labilen Frau ohne Selbstbewusstsein und den richtigen Menschen in ihrem Umfeld entgegengeknallt hatte. Denn sonst hätte ich mir vermutlich nach dieser Aussage und der damit einhergehenden Zukunftsaussicht die nächstbeste Brücke gesucht, um dem allem ein Ende zu setzen. Das meine ich im wahrsten Sinne des Wortes todernst. Denn er nahm mir in diesen Sekunden mit seinen Worten und seiner Art auf unvergleichliche Weise jede Hoffnung auf ein normales Leben. Er gab mir damit das Gefühl, für immer verdammt zu sein. Verdammt, ein Leben lang in Todesangst zu leben und jederzeit und überall damit rechnen zu müssen, dass der eigene Körper und die eigene verletzte Seele von unerträglichen Schmerzen gefoltert werden könnte.

Ich saß niedergeschlagen und verzweifelt in meinem Bett, das ab morgen nicht mehr meines sein sollte, und kämpfte mit den Tränen und der Hoffnungslosigkeit. Ich sollte nun wirklich akzeptieren, dass ich nach Hause geschickt werde? Mit einem viel zu schnellen Puls und dem Risiko, jederzeit wieder in Lebensgefahr zu kommen? Ich sollte akzeptieren, dass wir im Prinzip nur auf eine neue Eskalation warteten, in der meine Seele erneut zutiefst verletzt wird? Und dabei hoffen, dass ich ein weiteres Mal so viel Glück habe wie in der Vergangenheit? Damit ich dann endlich gehört werde.

Nein! Es war genug. Genug, was ich in der Vergangenheit akzeptiert hatte. Ich rappelte mich innerlich auf. Ab jetzt spielte ich das Patienten-Arzt-Spiel nicht mehr mit. Denn ich hatte es satt. Ein für alle Mal. Und meine Schutzengel mit Sicherheit auch. Es war mein Körper, der hier auf dem Spiel stand. Mein Leben. Und ich ließ es mir nicht noch ein weiteres Mal von einem Arzt versauen. Es war endgültig an der Zeit, dass ein Arzt mal eine Ansage von mir bekam und ich endgültig die Verantwortung für mich selbst und mein Wohlbefinden übernahm. Deshalb zitierte ich wenig später den Arzt erneut zu mir, um ihm meine Entscheidung mitzuteilen.

»Tut mir leid, das können Sie vergessen. Ich verlasse in diesem Zustand nicht dieses Krankenhaus. Ist mir egal, ob Ihnen das passt oder nicht. Aber ich weiß, dass ich es niemals bis nach Nürnberg schaffe, ohne vorher wieder als Notfall in ein Krankenhaus eingewiesen zu werden.«

Zugegeben, diese Sätze hören Ärzte vermutlich nicht sonderlich oft von ihren Patienten. Weshalb mich auch der Arzt zunächst perplex ansah, bevor er sich zusammenriss.

»Gut, dann werde ich mit dem Chefarzt darüber sprechen«, war sein kurzgefasstes Fazit, bevor er mich verließ.

Klar, ich bin ja nicht auf den Kopf gefallen. Ich hatte vorhin die Botschaft zwischen den Zeilen schon verstanden: Ich bin inzwischen unerwünscht. Die OPs, die man abrechnen konnte, waren erledigt. Mit dem Rest wollte man sich nicht mehr beschäftigen. Die Dauerpatientin trudelt ja beim nächsten Ereignis eh wieder mit dem Rettungswagen ein.

Doch was hatte ich da vor ein paar Tagen im Operationssaal gehört?

Don't you worry, don't you worry, child,
see heaven's got a plan for you!

Und genau so war es. Denn zwei Stunden später bekam ich plötzlich einen Anruf. Von dem Arzt aus dem anderen Krankenhaus, bei dem ich schon vor vielen Wochen einen Termin für die Reimplantation meines Defibrillators vereinbart hatte und der sich nach wie vor im Urlaub befand. Ruth, die Chefin der ARVC-Selbsthilfegruppe, die mich an diesem Mittag besucht hatte und Zeuge des unmöglichen Verhaltens mir gegenüber wurde, hatte den befreundeten Arzt in seinem Urlaub gestört, um von meinem Vorfall zu berichten. Nachdem er von Ruth erfuhr, dass ich aus dem Krankenhaus geschmissen werden sollte, klemmte er sich kurzerhand hinter das Telefon, um so schnell wie möglich für mich einen Termin in einer Transplantationsambulanz zu erhalten.

Während ich noch gar nicht glauben konnte, dass mich dieser Arzt gerade in seinem Urlaub anrief, verkündete er mir, dass ich am nächsten Tag meinen ersten Termin für eine potenzielle Listung für eine Herztransplantation hatte. Sollte diese Klinik grünes Licht für eine mögliche Listung geben, hatte er mir im Anschluss direkt einen Aufenthalt in seinem Krankenhaus für die Pflichtuntersuchungen vor der Transplantation gebucht.

Wow … das war der zweite Moment an diesem Tag, an dem ich fassungslos war. Der eine Arzt wollte mich aus seinem Krankenhaus rausschmeißen und wenige Stunden später lud mich ein anderer in gleich zwei Krankenhäuser ein. Auch wenn einer der Ärzte kräftig gegen mich arbeitete, waren gleichzeitig zwei Engel am Werk, die dafür sorgten, dass meine Geschichte weiterging: Ruth, die Chefin der ARVC-Selbsthilfegruppe, und der Arzt des anderen Klinikums. Zwei Menschen, die ich niemals kennengelernt hätte, wenn ich nicht vor einigen Monaten den Kontakt zur Selbsthilfegruppe gesucht hätte. Wenn ich nicht bereit gewesen wäre, mir aktiv Hilfe zu suchen. Und mit Menschen zu sprechen, die zwar keine kardiologische Ausbildung hatten, aber dafür echte Erfahrung. Weil sie die Krankheit selbst hatten oder die Erfahrungen durch viele Leidensgenossen gesammelt haben. Es war meine aktive Suche nach Hilfe, meine Offenheit gegenüber Menschen und meine Bereitschaft, für mich selbst Verantwortung zu übernehmen, die mich aus dieser Situation retteten. Und daraus resultierend waren es zwei ganz besondere Menschen, die meine Geschichte an diesem Tag mit einem Happy End enden ließen.

War das endlich der lang ersehnte Plot Twist? Ich würde es am nächsten Tag erfahren. Bis dahin hatte meine Psyche erst mal die Kurve gekriegt. Und mein inneres trotziges Ego zeigte meinem empathiebefreiten Arzt gekonnt alle Mittelfinger, die es gerade so parat hatte, als ich ihm kurz nach dem Anruf verkündete, dass er sich das Gespräch mit dem Chefarzt sparen konnte. Ich würde mich seinem Wunsch beugen und morgen gehen. Weil ich ohne seine Hilfe einen Termin in der Transplantationsambulanz bekommen hatte.

Damit waren wir alle glücklich: Er hatte sein Bett ab morgen frei für weitere lukrative Operationen und ich musste mir die Empathielosigkeit in Person nicht mehr geben.

»*C'est la vie*, lieber Arzt. Mal sehen, wer die Wette gewinnt!«

6. KAPITEL
ZEIT, ZÄHNE ZU ZEIGEN

11. Juni 2021

Am nächsten Morgen räumte ich freiwillig das Feld. Ich packte meine Sachen und ließ mich mit Verspätung, weil die Ärzte es nicht schafften, den Entlassbrief innerhalb von 16 Stunden zu schreiben, von meinem Vater mit dem Rollstuhl zu meinem Auto schieben. Auf einen Transportservice mit dem Krankenwagen, der vom Krankenhaus organisiert hätte werden können, konnte ich leider nicht bauen. Mir ging es ja angeblich so gut …

Egal. Ich musste jetzt nach vorne schauen. Die anstehenden Termine und die damit verbundene Hoffnung gaben mir Kraft, mich nach dem gestrigen Knockout wieder aufzurappeln. Die erste Boxrunde hatte ich mit einem blauen Auge überlebt. Und jetzt war mein Kampfgeist erst recht geweckt. Meine Zähne waren gefletscht für Runde zwei, drei und vier. Na ja okay, vielleicht waren es in diesem Moment eher Milchzähnchen, die ich der Welt zeigte, während ich wie ein Schluck Wasser in der Kurve in meinem kleinen weißen Audi saß und mein Vater mich zur Transplantationsambulanz im LMU Klinikum Campus Großhadern fuhr. Aber immerhin. Ich war bereit zu kämpfen und das war die Hauptsache.

Zwanzig Minuten später hielten wir vor der zweiten Klinik an diesem Tag und mein Vater machte sich auf die Suche nach einem Rollstuhl. Weil ich bereits nach dieser kurzen Strecke um 10 Uhr morgens fix und fertig war. Wie sollte ich diesen Tag nur hinter mich bringen, ohne dass mein Herz wieder ausflippte? Ich kam mir vor wie Philippe aus dem Film *Ziemlich beste Freunde.* Wie ein Häufchen Elend saß ich im Rollstuhl, während mich mein Vater wie ein Weltmeister durch die Krankenhausgänge kurvte. Und nachdem wir gefühlte fünf Kilometer durch dieses unfassbar große Klinikum gedriftet waren, standen wir endlich vor einer unscheinbaren, weiß eingerahmten Glastür auf einem schier endlos wirkenden Gang. Nur ein kleines weißes Schild über der Tür verriet, was sich dahinter versteckte: *Transplantationsambulanz.* Ich spürte die Nervosität in mir wachsen, während wir die Ambulanz betraten beziehungsweise berollten und eine Mitarbeiterin meine Daten aufzunehmen begann. Würde mir nun endlich und ein für alle Mal hier an diesem Ort geholfen werden?

»Hallo, Frau Schwab! Wir haben Sie schon erwartet!«

Eine Frau im mittleren Alter, mit einem weißen Kittel bekleidet, trat mir entgegen und sah mich freundlich an. Das musste die verantwortliche Ärztin sein.

»Ja, es tut mir sehr leid! Das andere Krankenhaus hat ewig gebraucht, bis es den Entlassbrief fertig hatte …«

»Gut, dann legen wir jetzt einen Zahn zu. Sie haben ja heute noch einiges vor sich. Ich bin verantwortlich für die Patienten, die zu uns kommen, weil sie eine Herztransplantation brauchen. So wie Sie. Wir werden jetzt als Erstes …«

»Glauben Sie, ich könnte es tatsächlich auf die Hochdringlichkeits-Liste schaffen?« Ich konnte nicht mehr warten. Diese eine große Frage hämmerte seit gestern Abend durchgehend in meinem Kopf und ließ mich keine Sekunde entspannen. Ich musste einfach wissen, wie der Profi meine Lage einschätzte. Besonders nach dem Korb, den ich von meinem empathiebefreiten Lieblingsarzt aus dem anderen Krankenhaus erhalten hatte.

Die Ärztin sah mich erstaunlich entspannt an. Meine Krankenhausakte, die länger als die Akte eines Schwerverbrechers war, kannte sie bereits durch den Arzt, der mir den Termin bei ihr besorgt hatte. Doch sollte sie tatsächlich anderer Meinung sein, als der selbsternannte Experte aus dem anderen Krankenhaus?

»Ja, ich bin sehr optimistisch, dass wir das hinkriegen!«

Das war er! Der alles entscheidende Satz der wahren Expertin, der in der nächsten Sekunde den wohl größten Tränen-Wasserfall meines Lebens mit voller Kraft lossprudeln ließ. Ich sah sie mit tiefster Erleichterung an, brachte mit Mühe und Not noch ein verheultes »Danke« über die Lippen und weinte Tränen der Freude und Zuversicht. Es gab tatsächlich Hoffnung für mich. Hoffnung auf ein

Leben ohne Herzrhythmusstörungen. Ohne Herzstillstände. Ohne Defibrillator und schmerzhafte Schocks. Auf ein Leben, in dem ich wieder reisen, Sport machen, arbeiten und das Leben einer fast normalen 28-Jährigen führen konnte. Auf einen stinknormalen Alltag. Und Hoffnung auf ein Leben mit einem gesunden kräftigen Herz in mir …

Natürlich war mir bewusst, dass nichts entschieden war. Aber ich war bereit. So bereit wie ich es noch nie in meinem Leben gewesen war. Man hätte vermutlich alles von mir verlangen können – für die HU-Listung (High Urgency) hätte ich es getan. Und wenn ich den Ironman in Hawaii oder Eisbaden in der Arktis hätte durchziehen müssen.

War aber nicht nötig. Fürs Erste reichten gefühlte fünf Liter Blut. Denn die Ärzte mussten meine Blutgruppe bestimmen, Antikörper kontrollieren sowie jegliche Infektionskrankheiten ausschließen. Das war eine wahre Freude für meine miserablen Venen. Aber hey, es war mir so egal! Liebe Ärzte, pikst mich bis ins Schmerznirvana und saugt mir alles raus, wenn nötig! Ich will einfach nur endlich wieder leben.

Nachdem der Zapfhahn Vene eine halbe Stunde später zugedreht war, ging es gemeinsam mit meinem Vater zur nächsten Station in der Transplantationsambulanz: zum Vorgespräch mit dem Chirurgen. Und da wurde das erste Mal so richtig Tacheles geredet.

Wie lange muss man im Durchschnitt auf ein neues Herz warten? Wo muss man warten? Wie kommt das neue Herz zu einem? Wenn das neue Herz da ist, wie läuft die ganze Nummer überhaupt ab? Wie pumpt ein ausgebautes Herz plötzlich in einem neuen Körper seelenruhig vor sich hin? Kann da auch was schiefgehen und wenn ja, was? Wie sieht mein Leben nach einer Transplantation aus? Und was muss ich dann mein Leben lang beachten?

Zusammenfassend war dieses Gespräch mit dem Chirurgen für meinen Vater und mich die Basisschulung in Sachen Herztransplantation. Allerdings eine ziemlich eindrucksvolle Version davon. Denn nachdem wir wieder aus dem Arztzimmer rausgeschoben wurden, sahen mein Vater und ich uns erst mal ziemlich geplättet an.

Puh … im Durchschnitt wartet in Deutschland ein Patient auf der

HU-Liste mehrere Monate auf ein Herz. Und zwar im Krankenhaus, weil es lebensgefährlich wäre, zu Hause zu warten. Etwa 80 Prozent der Patienten leben noch ein Jahr nach der Herztransplantation. Die Fünf-Jahres-Überlebensrate liegt mittlerweile bei 70 Prozent. Doch viel beeindruckender als diese Zahlen war die Beschreibung des Organspendeprozesses.

Denn eine Organspende kommt nur in Frage, wenn bei einem Patienten im Krankenhaus der unumkehrbare Ausfall der gesamten Hirnfunktionen (Hirntod) festgestellt wird. Währenddessen muss das Herz-Kreislauf-System weiter künstlich aufrechterhalten werden, damit die Organe mit Sauerstoff sowie Nährstoffen versorgt werden. Beides ist nur auf der Intensivstation eines Krankenhauses möglich. Sobald eine schwere Hirnschädigung vorliegt und ein tödlicher Verlauf absehbar ist oder bereits der Verdacht auf Hirntod besteht, informiert die Klinik die Deutsche Stiftung Organtransplantation (DSO). Diese koordiniert alle Organspenden in Deutschland und bietet Krankenhäusern Unterstützung während des Spendenprozesses an.

Bevor jedoch eine Organspende in Frage kommt, wird zunächst das komplexe Verfahren zur Feststellung des Hirntods eingeleitet. Hierbei müssen zwei voneinander unabhängige Ärztinnen oder Ärzte, die in der Hirntoddiagnostik versiert sind, den irreversiblen Hirntod mit verschiedensten Methoden eindeutig diagnostizieren. Dieser Prozess schafft Sicherheit über den Zustand einer Patientin oder eines Patienten und wird auch durchgeführt, wenn keine Organspende in Betracht gezogen wird. Bestätigt die Hirntoddiagnose den Verdacht, stehen die Medizinerinnen und Mediziner vor der Aufgabe, den Angehörigen den endgültigen Tod mitzuteilen. Dieser ist allerdings häufig schwer zu begreifen, da sich die hirntote Person aufgrund der weiterhin bestehenden künstlichen Beatmung warm anfühlt. Außerdem zeigen die Geräte einen Herzschlag an – der jedoch rein künstlich aufrechterhalten wird.

Falls bei der Patientin oder dem Patienten aus medizinischer Sicht eine Organspende in Betracht kommt, wird im nächsten Schritt mit den Angehörigen darüber gesprochen. Hat die verstorbene Person noch zu Lebzeiten eine schriftliche Erklärung für oder gegen die

Organspende abgegeben oder gegenüber Angehörigen den persönlichen Willen geäußert, sind Letztere davon entlastet, eine Entscheidung zu treffen. Liegt jedoch keine Erklärung vor und kennen Angehörige den Willen der verstorbenen Person nicht, müssen sie nach dem mutmaßlichen Willen ihres Angehörigen eine Entscheidung treffen. Wird einer Organspende widersprochen, dürfen keine Organe entnommen werden und die intensivmedizinischen Maßnahmen werden zeitnah eingestellt. Bei einer Entscheidung für eine Organspende werden die intensivmedizinischen Maßnahmen bis zur Organentnahme fortgesetzt und die Ärztinnen und Ärzte des Entnahmekrankenhauses informieren die Deutsche Stiftung Organtransplantation über die Zustimmung zur Organspende.

Deren Mitarbeiter leiten daraufhin alle nötigen medizinischen Untersuchungen ein, um zu klären, ob sich die Organe grundsätzlich zur Spende eignen und für welche Empfängerinnen und Empfänger die Organe passend sind. Dazu werden unter anderem die Blutgruppe sowie Gewebemerkmale bestimmt. Ebenso spielen die Körpergröße, das Alter und das Gewicht eine Rolle. Alle medizinischen Daten der Spenderin oder des Spenders schickt die DSO an die Stiftung Eurotransplant, um mit deren Systemen das Matching zu starten und damit die am besten geeigneten Empfängerinnen oder Empfänger zu finden.

Sind diese ermittelt, informiert worden und im Transplantationsklinikum eingetroffen, beginnt die Entnahme der Organe. Diese wird mit der gleichen chirurgischen Sorgfalt wie ein Eingriff bei einer lebenden Person durchgeführt. Im Durchschnitt werden einem Organspender dabei drei Organe entnommen. Ist die Entnahmeoperation abgeschlossen, werden die Operationswunden wieder sorgfältig verschlossen und verbunden. Anschließend wird der Leichnam in einem würdigen Zustand zur Bestattung übergeben. Die Angehörigen können dann in gewünschter Weise Abschied von der verstorbenen Person nehmen.

Der Transport der Spenderorgane zu den Transplantationskliniken muss schnell ablaufen. Denn sobald ein Organ aus einem Körper entnommen worden ist, ist es von der Durchblutung und der Sauerstoffversorgung abgeschnitten. Erst wenn das Organ in den

Körper der Empfängerin oder des Empfängers transplantiert worden ist, wird es wieder durchblutet und mit Sauerstoff versorgt. Die Zeit zwischen Entnahme und Transplantation heißt Ischämiezeit und ist besonders kritisch, da die fehlende Durchblutung das Organ schädigen kann.

Aus diesem Grund muss die Ischämiezeit möglichst kurz gehalten werden. Zudem werden die Organe während des Transports mit dem Auto oder dem Flieger konserviert und kontinuierlich in einer Styroporbox mit Eis gekühlt. Um die Ischämiezeit und damit Schäden am Organ zu vermeiden, werden als Alternative auch Perfusionssysteme eingesetzt, in welchen das Herz an eine Pumpe angeschlossen und während des Transports dauerhaft mit Spenderblut versorgt wird. Das Herz schlägt – bis es im Transplantationsklinikum angekommen ist. Schon während des Transports wird die Empfängerin oder der Empfänger für die bevorstehende Transplantation vorbereitet, damit die OP unmittelbar nach dem Eintreffen des Organs stattfinden kann.[8]

Eine Herztransplantation findet unter Vollnarkose statt und dauert in etwa vier bis sechs Stunden. Zunächst muss hierbei das Brustbein geöffnet werden und der Blutkreislauf an eine Herz-Lungen-Maschine angeschlossen werden. Diese übernimmt während der Transplantation die Anreicherung des Blutes mit Sauerstoff und hält den Blutkreislauf aufrecht. Zudem senkt die Maschine die Körpertemperatur des Patienten auf 26 bis 28 Grad. Anschließend wird die Hauptschlagader abgeklemmt, wodurch das Herz vollständig vom Blutkreislauf getrennt ist. Das kranke Herz wird entnommen und das neue eingesetzt. Durch den Anschluss an die Hauptschlagader wird die Blutversorgung des neuen Herzens über die Herzkranzgefäße wiederhergestellt, wodurch sauerstoffreiches Blut durch den Herzmuskel fließt. Meist reicht das schon aus, damit das gesunde Herz in seinem neuen Besitzer von ganz alleine wieder zu schlagen beginnt. Voll einsatzbereit für ein zweites pochendes Leben …[9]

7. KAPITEL
IM SPRINT STATT STEP BY STEP ZUR TRANSPLANTATION

Es ist ein befremdliches Gefühl. Ein Gefühl, das man gar nicht in Worte fassen kann. Die eigene Chance auf ein neues, gesundes Leben bedeutet gleichzeitig den sicheren Tod für einen anderen Menschen. Einen Menschen, der in diesem Moment noch quietschfidel auf diesem Erdball unterwegs ist, nichts ahnend, dass in Wahrheit seine letzten Tage, Wochen, Monate angebrochen sind.

Leben und Tod. In kaum einer anderen Situation sind sich diese zwei so konträren Zustände näher als beim Thema Organspende. In kaum einer anderen Situation sind sich extremste Trauer und tiefste Freude näher als in dem Moment, in dem klar wird, dass das Herz eines Menschen den Besitzer wechselt. In kaum einer anderen Situation sind sich ein Anfang und ein Ende näher als bei dem Satz »Ihr neues Herz ist da!«. Es wird wohl immer eine Situation sein und bleiben, die für unseren Geist nicht zu verstehen ist. Weil es sie so kein zweites Mal auf dieser Welt gibt …

Ja, es ist ein seltsames Gefühl. Ein Gefühl, das mich wohl für immer begleiten wird. Sollte ich es wirklich auf die Liste schaffen und das große Geschenk Spenderherz irgendwann in Empfang nehmen dürfen?

Die Untersuchungen und Gespräche für diesen Tag und dieses Klinikum waren geschafft. Wir verabschiedeten uns von den Ärzten und während mein Vater mich im Rollstuhl Richtung Ausgang schob, schwiegen wir uns an …

Zu sehr waren er und ich in diesen Momenten mit den jeweils eigenen Gedanken beschäftigt. Den Gedanken eines Vaters, dem gerade beschrieben wurde, wie das Herz seiner eigenen Tochter explantiert werden könnte, damit ein neues, fremdes Herz dort Platz findet. Dem gesagt wurde, welches Restrisiko für seine Tochter bestehen bleibt, dass vielleicht doch irgendwas schiefgeht und sie stirbt. Und welches Leben und welche Gefahren sie nach der Herztransplantation für die restliche Zeit auf Erden erwarten werden. Und die Gedanken einer Tochter, der mehr denn je bewusst wurde, dass die Tage mit ihrem eigenen Herzen bald gezählt sind. Dass ihr Herz, das sie ihr bisheriges Leben lang begleitet und ein Teil von ihr ist, vielleicht schon bald einfach auf den Müll geworfen wird, um einem anderen Herz Platz zu machen. Dass sie in dieser großen OP wieder mal beim Tod anklopfen könnte und vielleicht ein für alle Mal aus den Speed-Datings mit dem Tod eine dauerhafte Beziehung wird.

Dass sie aber vielleicht auch in Zukunft das Herz eines Fremden in sich tragen könnte. Und damit nicht nur neues Leben, sondern gleichzeitig eine Verantwortung übernimmt, die wohl größer ist als alles andere, was sie in ihrem ganzen Leben zuvor stemmen musste.

Als wir am Auto angekommen waren, sahen mein Vater und ich uns an. Und wir wussten es beide: Auch wenn es kein einfacher Weg werden würde, musste er gegangen werden. Es gab keinen Plan B. Keine Möglichkeit, Nein zu sagen. Ein Nein würde schon jetzt das Ende bedeuten. Ein Ende, das wir nicht akzeptieren konnten und wollten.

Wir fuhren los. Zum letzten Halt an diesem Tag. Klinik Nummer drei – das Krankenhaus, in dem ich in den nächsten Wochen alle Voruntersuchungen für eine mögliche HU-Listung hinter mich bringen musste. Insgesamt 15 Stück, die beweisen sollen, dass die Patientin körperlich und psychisch in der Lage ist, den großen und alles entscheidenden Schritt Herztransplantation langfristig zu überstehen. Doch nach meiner Ankunft im dritten Klinikum ging es mir gar nicht mehr gut … Das viele Hin und Her, die Untersuchungen, Gespräche, Gedanken, Hoffnungen und Sorgen hatten mir an diesem Tag all meine Energiereserven geraubt. Ich merkte, wie erschöpft ich war und dass mein Herz nur noch vor sich hinstolperte.

Während mein Vater einen Parkplatz suchte und ich in meinem

Rollstuhl mit meiner Tasche auf dem Schoß eine zähe halbe Stunde auf einen Arzt warten musste, spürte ich ganz genau: Lange würde das nicht mehr gut gehen. Ich brauchte dringend Kalium, meine geheime Wunderwaffe, um mein Herz und sein Gestolpere wenigstens einigermaßen in Schach zu halten. Doch in der ersten Klinik hatte man mir keines mitgegeben. Und ich selbst hatte keinen Vorrat mehr. Genauso wenig wie ein Glas Wasser, um die Brausetablette aufzulösen. Ich wollte diesen Tag aber keinesfalls mit Schocks meines Defibrillators beenden. Dafür hatte ich heute definitiv keine Kraft mehr.

Eine halbe Stunde und viel Genörgel später kam dann endlich ein Arzt anmarschiert. Es war nicht der Oberarzt, der mir den Termin in der Transplantationsambulanz besorgt hatte. Aber wir kannten uns trotzdem – er war die rechte Hand von ihm und studierter Humangenetiker. Er hatte meine Genomsequenzen schon vor einigen Wochen genau unter die Lupe genommen und kannte mich dadurch im wahrsten Sinne des Wortes bis in die tiefsten Tiefen.

»Hallo, Frau Schwab – entschuldigen Sie! Mein Kollege ist leider verhindert. Jetzt muss ich mich um Sie kümmern. Ich bring Sie erst mal hoch auf Station. Dort können Sie sich ausruhen. Ich hab gehört, dass es Ihnen nicht gut geht.«

Nicht gut gehen war kein Ausdruck mehr. Ich war blass wie eine Leiche und hing kraftlos in meinem Rollstuhl, während ich mich nur noch nach diesem widerlich ekligen Geschmack von meiner aufgelösten Kaliumbrausetablette sehnte. Der Humangenetiker packte kurzerhand den Rollstuhl und schob mich mit meinem Vater im Schlepptau zum Aufzug. Zwei Stockwerke höher befanden wir uns direkt auf Station.

Endlich. Meine Ziele Bett und Kalium waren in greifbarer Nähe. Dachte ich zumindest. Denn bevor ich in ein Zimmer geschoben werden konnte, musste zunächst ein freies gefunden werden. Und ehe ich mein Herz mit einer Kaliumbrause in den Griff kriegen konnte, war erst mal wieder Durchsetzen angesagt. Beim nächsten Arzt, der ziemlich gestresst mit wehendem Kittel angerauscht kam und nach einem fragenden Blick auf mich vom Humangenetiker aufgeklärt wurde: »Ich habe hier eine Patientin vom Oberarzt. Könnten Sie sich um sie kümmern? Ihr geht es gar nicht gut. Sie soll herztransplantiert werden, hat eine genetisch bedingte ALVC und trägt einen Defibrillator. Sie ist hier bei uns für die Voruntersuchungen der HU-Listung.«

Hach, mir ging das alles zu langsam. »Können Sie mir bitte so schnell wie möglich eine Kaliumbrause geben? Ansonsten haben wir gleich noch ein ganz anderes Problem – ich hab ziemlich heftige Herzrhythmusstörungen.«

Ich sah dem Arzt in seine tiefgrünen Augen. Wenn es mir in diesem Moment auch völlig latte war, welche Augenfarbe er hatte. Genauso wie es mir egal war, dass ich mit Gammelshirt, Jogginghose und rausgewachsenem Haaransatz vor einem potenziell gut aussehenden Arzt im Rollstuhl saß. Ich brauchte meinen Stoff, und zwar schnell! Mein Herz war auf Turkey.

»Ich kann Ihnen leider kein Kalium geben, solange ich keine aktuellen Blutwerte von Ihnen habe. Sind Sie sicher, dass Sie nicht einfach nur ein wenig Ruhe brauchen?«

Herrgott im Himmel, das konnte doch nicht sein, dass ich jetzt schon wieder um meine Kaliumbrause kämpfen musste. Da wollen die Ärzte immer so wenig Arbeit wie möglich und dann sind sie diejenigen, die durch ihre *Ich glaube dem Patienten nicht*-Haltung die Katastrophen heraufbeschwören.

»Ja, ich bin mir zu 100 Prozent sicher. Bitte kontrollieren Sie das so schnell wie möglich, ansonsten bin ich gleich Ihr nächster Notfall.«

Schon war der Arzt unterwegs, um eine Nadel und ein Röhrchen zu holen, während der Humangenetiker sich verabschiedete.

Oh. Meine Ansage scheint zu funktionieren, dachte ich insgeheim und betete gleichzeitig darum, dass wenigstens eine meiner wenigen Venen nach der Zapfaktion im vorherigen Krankenhaus noch bereit war, ein bisschen Blut springen zu lassen.

Wir hatten Glück. Eine Vene war spendabel, das Blut wurde abgezapft und wenig später kam der Arzt mit wehendem Kittel und einer Kaliumbrause in der Hand zu mir gelaufen.

»Sie hatten recht. Ihr Kalium war zu niedrig! Hier, bitte schön«, er reichte mir ein Glas Wasser und warf die Tablette rein, die im nächsten Moment aufschäumte.

»Ich weiß!«, mehr brachte ich nicht mehr über die Lippen, während ich das sprudelnde Wasser Schluck für Schluck mit verzogenem Gesichtsausdruck runterspülte.

Während sich mein Herz langsam beruhigte, fand der Arzt endlich ein freies Zimmer. Ein Zimmer ganz für mich alleine.

»Damit Sie Ihre Ruhe vor schnarchenden Mitpatientinnen haben«, grinste er mich an. »Jetzt ruhen Sie sich aus, ich komme nachher noch mal zu Ihnen.«

Wow … das war ziemlich nett! Und das Zimmer sah sogar richtig luxuriös für ein Kassenzimmer aus. Ich bedankte mich bei ihm, er verließ das Zimmer und ich wechselte noch ein paar Worte mit meinem Vater, bevor ich nach unserer Verabschiedung vollkommen erschöpft einschlief. Der Tag, die Herzrhythmusstörungen und die Eindrücke waren schlicht und ergreifend viel zu viel gewesen für mein krankes Herzchen.

Doch wenig später weckte mich schon wieder ein Klopfen an der Tür. Zwei tiefgrüne Augen und ein dunkelbrauner Schopf lugten durch den Türspalt.

»So, Frau Schwab, jetzt habe ich Zeit für Sie.« Der Arzt betrat mein Zimmer und setzte sich mit einem Stuhl neben mein Bett.

»Ihr zuständiger Arzt ist leider aus privaten Gründen heute nicht da. Deshalb kümmere ich mich vorerst um Sie. Ich bin Assistenzarzt hier auf Station. Erzählen Sie mir Ihre Geschichte. Ich möchte auf keinen Fall, dass wir mit Ihnen einen Notfall haben.«

Also gut. Ich nahm tief Luft und begann zu berichten …

Als ich mit meinen Ausführungen fertig war und wir ein wenig Small Talk abgehandelt hatten, verließ der Assistenzarzt das Zimmer. Hm. Er war wirklich nett. Auch wenn er nicht mein zuständiger Arzt war, könnte es ein ganz angenehmer Aufenthalt werden, zog ich mein innerliches Fazit.

Und genau so war es auch. Am Wochenende gab es auf Station wenig zu tun. Umso mehr Zeit blieb für die eine oder andere Runde Quatschen und der Assistenzarzt und ich freundeten uns an. Er fragte viel, verriet mir seine Interessen und Hobbys und wir stellten fest, dass wir nicht nur mein krankes Herz als gemeinsames Herzensthema hatten. Er erzählte mir von seiner Heimat und wie schön es dort war. Und während ich sie mir noch vorstellte, startete der Arzt mit den grünen Augen tatsächlich einen ersten Annäherungsversuch: »Wenn du den ganzen Mist hier geschafft hast, dann kommst du mich mal besuchen und ich zeige dir die schönsten Orte.«

Wow … das war schon wieder nett. Während ich noch überlegte, ob das einfach nur eine aufmunternde Geste oder ein subtiler Flirtversuch war, schrieb er seine private E-Mail-Adresse auf meine Speisekarte.

»So kannst du mit mir in Kontakt treten, wenn du das alles hinter dich gebracht hast.«

Alles klar, spätestens mit dieser Aktion blieb wenig Raum für Zweifel. Das war definitiv ein Flirtversuch. Der sympathische Assistenzarzt entwickelte sich soeben zu Dr. Love. Aber steckte da wirklich ein hübscher Kerl hinter der FFP2-Maske oder hatte er einfach nur schöne Augen?

Während ich mich für die Geste bedankte, kam mir eine Idee. »Als Gegenzug für das liebe Angebot schenke ich Ihnen mein Buch.« Ich hatte immer ein, zwei davon bei mir. Dr. Love sah mich erstaunt an: »Sie haben ein Buch geschrieben?«

»Ja. Irgendwie musste ich mir ja die Zeit vertreiben, als ich nach meinen Herzstillständen in der Reha und zu Hause rumsaß!«, grinste ich ihn an.

Die Überraschung war offenbar geglückt. Ehrfürchtig nahm er das Buch entgegen und verließ, nachdem er sich bedankt hatte, das Zimmer. Wenig später zog ich das Fazit, dass mein Buch als 1A-Visitenkarte für weitere Kontaktaufnahmen fungierte. Denn am Abend ploppte eine Push-Nachricht auf meinem Handy auf: ein neuer Follower auf Instagram. Natürlich, es konnte nur einer sein. Dr. Love, der schon ein wenig in meinem Buch geblättert und meinen Instagram-Namen entdeckt hatte. Wundervoll. Wurde ja auch Zeit, dass ich ihn ohne seine Maske sah. Ich packte sofort meine Stalkerqualitäten aus und nahm sein Instagram-Profil unter die Lupe. Und Tatsache, er sah ohne Maske wirklich nicht schlecht aus …

Wenn man als 28-Jährige im Krankenhaus liegt und kurz vor einer womöglich bald anberaumten Herztransplantation steht, ist ein hübscher Arzt auf Station, der Interesse zeigt, eine äußerst beliebte Ablenkung. Außerdem war es ja fast skandalös, dass ich bei all den Krankenhausaufenthalten, die ich schon hinter mir hatte, noch nie einem attraktiven Arzt begegnet war. Ja, da hielt das liebe Schicksal am erhofften zeitnahen Ende meiner jahrelangen Krankenhauskarriere wirklich eine nette Überraschung für mich parat. Wenn ich schon bei 30 Grad Außentemperatur in einem muffigen Krankenzimmer liegen musste, war endlich mal für etwas positives Entertainment am Krankenbett gesorgt. Und gleichzeitig für meine sehnsüchtig erwartete Portion Kitsch und Hollywood: Das schwer herzkranke Mädchen, das kurz davor stand, sein eigenes Herz bei einer Transplantation für immer zu verlieren, verlor es kurz zuvor noch an einen attraktiven Assistenzarzt. Hach, ich spürte förmlich, wie diese Geschichte vor Kitsch nur so triefte. Vielleicht war es aber auch nur der Schweiß, der mir bei voller Sonneneinstrahlung im nicht klimatisierten Krankenzimmer ohne Rollo den Körper runterlief …

»Hey. Wenn du willst, bleibe ich in den nächsten Tagen nach Feierabend etwas länger. Dann kann ich dich mit nach draußen in den Patientengarten nehmen und du bekommst wenigstens ein bisschen was von diesem schönen Wetter mit. Ohne medizinische Begleitung darfst du ja nicht vor die Tür.« Es war die nächste Direct Message von Dr. Love, die in Instagram eintrudelte.

Und das ließ ich mir natürlich nicht zweimal sagen. Allein die Tatsache, bei dem schönen Wetter mal vor die Tür zu kommen, war verlockend genug. Aber dann auch noch mit einem hübschen Assistenzarzt. Na gerne doch! So hatte ich wenige Sekunden später ein Date für den Dienstagabend im Patientengarten.

Zuvor startete am Montag aber mein großer Untersuchungsmarathon. Der fein säuberlich auf einer To-do-Liste stand, die mir mein zuständiger Oberarzt, der inzwischen wieder im Klinikum war, am Morgen in die Hände drückte. Wahnsinn … ich brauchte erst mal fünf Minuten, bis ich die gesamte Liste an Untersuchungen durchgelesen hatte. Dieser Zettel war eine echte Ansage!

Technische Untersuchungen:

- Rechts- und Linksherzkatheter
- Röntgen:
  –Thorax in 2 Ebenen
  –Nasen-Nebenhöhlen
  –Orthopanaufnahme der Zähne
- PET-CT
- Doppler der Hals- und Femoralgefäße
- Herzecho
- Lungenfunktion
- EKG

Konsile:

- Herzchirurgie
- Anästhesieaufklärung
- Zahnarzt
- HNO
- Psychiatrie
- Gynäkologie
- Urologie
- Dermakonsil

Bevor ich die Hände über dem Kopf zusammenschlagen konnte, nahm ich mir schnurstracks einen Stift und hakte die Herzchirurgie und die Anästhesieaufklärung ab. Diese zwei Gespräche hatte ich bereits im LMU Klinikum mit dem Chirurgen erledigt. Na immerhin waren es ja nur noch … 13 Untersuchungen, die ich da über mich ergehen lassen musste. Irgendwie musste ich es mir ja schönreden. Deshalb suchte ich gleich nach einem zweiten positiven Aspekt dieser wundervollen Liste: Langweilig würde mir in den nächsten Wochen definitiv nicht werden. Dafür sorgten nicht nur die Untersuchungen, sondern auch Dr. Love, der am besagten Dienstagabend an meiner Tür klopfte, um mich abzuholen.

»So, bist du bereit für einen kleinen Spaziergang?«

»Klar doch, ich dachte schon, das wird heute nix mehr.« Natürlich war ich bereits seit zwei Stunden im schönsten Krankenhausoutfit, geduscht und gestriegelt bereit fürs Patienten-Gassigehen. Ja, so abwegig ist diese Assoziation gar nicht. Die Leine in Form eines Langzeit-EKGs trug ich ja rund um die Uhr mit mir herum.

»Tut mir leid, heute ging es etwas länger. Wir hatten einen Notfall.«

Egal. Hauptsache ich bekam nach zwei Wochen Krankenhaus endlich Ausgang und konnte etwas frische Luft schnappen. Und ganz nebenbei sah ich Dr. Love auch mal live ganz ohne Lappen vor dem Mund.

Ich packte also meine Siebensachen, die so an mir dranhingen, und folgte ihm zum Aufzug, bevor wir kurz danach im Patientengarten landeten und er endlich seine Maske abnahm. Halleluja. Ja, der Kerl sah auch in echt gut aus. Und nicht nur das. Wir verstanden uns bestens, erzählten uns gegenseitig von unseren Reisen, unseren Familien und unseren bisherigen Leben. Es war, als würden wir uns schon ewig kennen. Kein Arzt-Patienten-Verhältnis. Sondern ein Verhältnis zweier junger Menschen, die das Leben auf gleiche Art und Weise mit all seinen Facetten und bis in seine Tiefe über alles lieben.

Die Zeit verging wie im Flug, es dämmerte langsam und wir setzten uns nach der dritten Runde um den Patientengarten auf eine Bank, um uns weiter zu unterhalten. Doch während ich noch ganz begeistert von meinem Australienaufenthalt 2014 erzählte, beugte sich Dr. Love plötzlich zu mir und küsste mich.

Moment mal. Was geschah hier gerade? War das wirklich Realität? Von einem Moment auf den nächsten traf nicht nur mich, sondern auch ihn Amors Pfeil. Und das, obwohl ich eine Patientin im Gammeloutfit und mit einem ordentlich herausgewachsenen Haaransatz war. Da soll jemand sagen, dass nur die äußeren Werte zählen … Die waren es bei mir garantiert nicht.

Dieser Moment war der Beginn einer kleinen, aber sehr emotionalen Lovestory. Ein Teil meiner Geschichte, der mir in einer unfassbar miesen Lebensphase auf die Beine half. Der mir meinen Selbstwert wiedergab, in einer Zeit, in der ich mich einfach nur noch als Last für alle Menschen in meinem Umfeld empfand. Ein Teil meiner Geschichte, der mir einen weiteren Grund gab, um durchzuhalten und all das, was ich über mich ergehen lassen musste, zu ertragen. Auch wenn unser Aufeinandertreffen am Ende kein Happy End hatte …

Denn die Stolpersteine warteten schon am ersten Abend auf uns. Nachdem wir uns auf den Weg zurück zur Station gemacht hatten, brachte mich Dr. Love noch zu meinem Zimmer. Ein Fehler! Denn irgendjemand bekam Wind davon und hatte nichts Besseres zu tun, als am nächsten Morgen den Krankenhausflurfunk zu aktivieren. Der Anschiss war vorprogrammiert. Denn persönliche Beziehungen zu Patienten waren absolut tabu! Bevor die Sache zwischen uns noch enger werden konnte, bekam Dr. Love Besuchsverbot.

Es war nur leider zu spät. Die zwei Turteltauben schwebten schon längst auf Wolke sieben. Auch wenn es uns ganz schön traf, dass nach dem ersten Date bereits ein Riegel vorgeschoben wurde und dadurch nicht mal im Ansatz ein mögliches zweites Date in sichtbarer Reichweite war. Doch vermutlich schweißte uns dieses Verbot erst recht zusammen. Die WhatsApp-Nachrichten platzten fast vor Emotionen, die Spannung in der Luft war förmlich zu spüren, wenn er gelegentlich gemeinsam mit dem Oberarzt meinen Raum betrat. Und wenn es gar nicht mehr anders ging, schlich er sich wie James Bond auf Geheimmission für wenige Sekunden in mein Zimmer. Ja, das Drama war fast perfekt. Aber noch nicht perfekt genug für den Geschmack meines geliebten, hinterhältigen Schicksals. Leider. Denn vier Wochen später brach Dr. Love ohne eine Erklärung den Kontakt ab …

8. KAPITEL
DAS BESTE KOMMT ZUM SCHLUSS

17. Juni 2021

Bevor mein Krankenhaus-Hopping weitergehen konnte, mussten erst noch die letzten Haken auf der Untersuchungs-To-do-Liste gesetzt werden. Haken, die mir nicht nur vor Augen führten, welche Untersuchung ich schon geschafft hatte, sondern auch welche Untersuchungen mich wieder geschafft hatten. Denn obwohl ich mich während meines Aufenthalts im Vorbereitungs-Krankenhaus wirklich gut aufgehoben fühlte, kosteten mich die Tage dort auch viel Energie. Nicht nur, weil jeden Tag ein anderes Körperteil auf dem Prüfstand stand und ein neuer Arzt in und an mir rumstocherte. Nein, noch viel schlimmer war das verhasste Geduldstraining. Das unfreiwillige mentale Triezen, wenn ich mir vor jeder zweiten Untersuchung für eine Stunde oder länger den Hintern im Rollstuhl platt saß, während mein Magen rebellierte, weil ich mein Mittagessen verpasste. Jeden Tag betete ich, dass ich mehr als nur einen Haken auf der To-do-Liste setzen konnte. Dass jedes Nüchternsein und jedes auf Abruf Bereitstehen nicht umsonst war. Und dass ich langsam, aber sicher die Entscheidung für oder gegen die Herztransplantation erreichte. Um endlich zu wissen, dass sich all die Mühen, die Geduld und Hoffnung gelohnt haben und sie mich tatsächlich meinem großen Ziel näher brachten. Dem Ziel, endlich wieder ein normales Leben zu haben.

Doch bevor ich meine To-do-Liste mit den restlichen Haken komplementieren konnte, war da noch diese eine Untersuchung, die ich hinter mich bringen musste. Der Besuch beim Urologen. Die Untersuchung selbst war nicht sonderlich aufregend. Aber die Aussage, die ich danach vom Arzt erhielt. Er entdeckte auffällige Werte bei der Kontrolle meiner Blase, wodurch ich nicht nur ganz überraschend ein paar Extratage im Vorbereitungs-Krankenhaus gewann, sondern auch gleich zwei Zusatzuntersuchungen – ein Nieren-CT und eine Blasenspiegelung. Klasse … Kurz bevor ich mit letzter Puste die Ziellinie erreichte, packte mir das Schicksal zwei Extrakilometer auf meinen Streckenplan. Aber eigentlich überraschte mich das nicht mal mehr. Mein Schicksal blieb sich treu. Ohne Überraschungen und Sonderlocken ging es nicht. Ich holte tief Luft und atmete hörbar aus. Musste das echt sein?

Ja, es musste sein. Auch wenn der Arzt den schweren Verdacht hatte, dass der Grund für die auffälligen Werte ein Medikament war, das ich bereits jahrelang für meine schlechte Herzleistung nahm. Aber sicher war sicher. Schließlich sollte vor einer Herztransplantation auch die Blase in einem tipptopp Zustand sein und keine potenziellen Tumorzellen enthalten.

Das bedeutete für mich wiederum, dass ich zu meinen 15 Untersuchungen meine absolute Hassuntersuchung gewann, wie ich einen Tag später feststellen musste. Wobei ich es geahnt habe. Erfahrungen mit Blasenkathetern hatte ich in der Vergangenheit ja schon zur Genüge gesammelt und regelmäßig unter *superunangenehm* abgespeichert. Aber eine Blasenspiegelung war definitiv der große Bruder des Blasenkatheters. Den Vorgang kann man sich folgendermaßen vorstellen: ab auf die Liege, Beine breit wie beim Frauenarzt und seiner Assistentin, eine Runde Rumgestochere, bis der Blaseneingang gefunden wurde, und dann: Wasser marsch! Allerdings nicht in die Richtung, die man bei dieser Beschreibung erwarten würde. Nein, statt raus aus der Blase werden gefühlte fünf Liter Wasser reingepumpt, um anschließend lockere 20 Minuten mit einer Kamera in der Blase auf Unterwasserexpedition zu gehen. Hat der Arzt gesehen, was er wollte, wird die Untersuchung abgeschlossen und die Schmerzen beginnen. Schmerzen, die sich wie eine Blasenentzündung der Extraklasse anfühlen – damit man auch den restlichen Tag noch etwas von der Untersuchung hatte.

Meine Nerven waren nach zwei Wochen Untersuchungsmarathon und vorangegangenen Schockmomenten langsam, aber sicher ausgereizt. Ich hatte keine Lust mehr. Keine Lust auf Untersuchungen am Fließband, ständige Geduldsspielchen, schweißtreibende Nächte in Krankenzimmern ohne Klimaanlage und Versteckspielchen mit Dr. Love. Stattdessen wollte ich nach fast vier Wochen Krankenhaus bei kontinuierlichen 30 Grad Außentemperatur endlich wieder vor die Tür und leben. Ohne Angst vor meinem Herz und mit einer Badetasche unter dem Arm auf dem Weg zum nächsten See. Aber nein, hätten die unangenehmen Untersuchungen nicht schon gereicht, mischte sich in den letzten Tagen im Vorbereitungs-Krankenhaus auch noch mein Herzchen ein. War ja langsam wieder Zeit, die Aufmerksamkeit auf sich zu ziehen. Viel Zeit blieb dafür ja vielleicht nicht mehr. Also startete es eines Abends einen seiner beliebten Stolpersprints, während ich gemütlich im Bett lag und kurz darauf panisch den Notfallknopf drückte. Gott sei Dank blieb es bei einer Herzfrequenz von 130. Ohne Beteiligung meines neuen Superpower-Defis. Aber auch ohne Anwesenheit von Dr. Love, der an diesem Abend frei hatte. Nach 20 Minuten, einem Shot Magnesium in die Venen und einer Portion Betablocker hatten sie mein Herz tatsächlich eingefangen.

Aller guten Dinge sind jedoch drei. Weshalb an meinem letzten vollen Tag im Vorbereitungs-Krankenhaus noch die allerletzte OP auf mich wartete – die Rechtsherzkatheteruntersuchung. Eine Untersuchung, die lange in mir nachklingen wird. Standesgemäß. Ich gönne mir ja gerne besondere Erlebnisse im Krankenhaus. Wobei ich zugeben muss, dass es mittlerweile gar nicht mehr so einfach ist, den Status *besonders* zu erreichen. War ich doch schon ganz schön abgehärtet von meinen vielen Besuchen in den OP-Sälen. Wenn die Ärzte und Schwestern in aller Seelenruhe das Operationswerkzeug auf mir ausbreiteten, während ich mit Fixierungen und Schläuchen an den OP-Tisch gekettet war und dem Schauspiel zuschauen durfte. Nicht selten kam dabei das unterschwellige Gefühl hoch, ich könnte gerade genauso gut in einem Horrorfilm die Hauptrolle spielen. Ja, die Assoziation zu der Horrorfilmreihe *Saw* findet man nicht nur in meinem ersten Buch …

Doch bei dieser Operation machte sich das Gefühl bereits vor dem Operationssaal breit. Im Warteraum. Während ich noch mit meinem Leibchen in meinem Bett lag. Denn der OP-Boss schien etwas Unterhaltung bei seiner Arbeit zu brauchen. Wie viele von seiner Sorte. In Form von Musik. Diese Vorliebe kannte ich ja von meiner Defibrillator-Implantation. Und damals war es auch wirklich schön, als ich kurz vor OP-Beginn den Song von Swedish House Mafia hörte. Doch als ich an diesem Tag im Bett vor dem Operationssaal warten musste, dröhnte kein Pop aus dem Jahr 2012 aus den Boxen. Sondern Beethovens 9. Sinfonie. Ein unbehagliches Gefühl machte sich so langsam in mir breit. Passte klassische Musik nicht super zu einem guten Horrorfilm? Kaum war dieser Gedanke zu Ende gedacht, ging meine Fantasie mit mir durch. Ich stellte mir vor, wie der psychisch kranke Mörder in aller Seelenruhe seine Folterwerkzeuge wetzt, während sein Opfer in ordentlicher Lautstärke die ausgewählte klassische Musik hören muss und währenddessen mit seinem Leben abschloss. Um die Grausamkeit aber noch zu steigern und das Opfer richtig leiden zu lassen, muss es zuvor geschlagene 18 Stunden ohne Essen und Trinken auf den Moment warten, in dem der Mörder die Tür hinter seinem Opfer schließt und das Grauen seinen Lauf nimmt …

Ich schüttelte mich. Ja, meine Fantasie ging wirklich mit mir durch. Was aber vielleicht an meiner extremen Unterzuckerung lag. Denn die 18 Stunden Ess- und Trinkentzug war meine tatsächliche OP-Vorbereitung. Insgesamt also der krönende Abschluss eines Krankenhausaufenthaltes, der nach insgesamt vier Krankenhauswochen, zwei Operationen und acht Defibrillatorschocks mit insgesamt 15 Untersuchungen, einer heimlichen Liebe, durchgehenden 35 Grad im Zimmer und erneuten gefährlichen Herzrhythmusstörungen meinen innerlichen Akku bedrohlich in die rote Zone kippen ließ. In eine Zone, in der ich sehr gut eine Steckdose vertragen hätte. Die mir frische Energie gibt. Und mich zur Ruhe kommen lässt. Doch davor wollte mein liebes Schicksal erst noch die allerletzten zehn Prozent meines Akkus strapazieren. Und testen, wie lange sie reichten. Deshalb schickte es mich nach zwölf Tagen im Vorbereitungs-Krankenhaus zurück ins LMU Klinikum Campus Großhadern, in dem auch die Transplantationsambulanz war. Auf eine Station, in der ich schon fünf Minuten nach meiner Ankunft das vorherige Krankenhaus mit Dr. Love, dem exquisiten Essen, dem ruhigen Einzelzimmer und dem eigenen Bad schmerzlich vermisste …

9. KAPITEL
DIE ENTSCHEIDUNG

23. Juni 2021

Die zwei sympathischen Rettungssanitäter schoben mich den endlos wirkenden, kahlen Krankenhausgang entlang, während sie auf der Suche nach meiner neuen Station waren. Es war derselbe Gang, den ich auch vor 12 Tagen mit meinem Rollstuhl auf dem Weg zur Transplantationsambulanz entlangfuhr. Wobei ich zu diesem Zeitpunkt gar nicht wahrgenommen hatte, wie trist und frustrierend er tatsächlich wirkte. Keine Bilder, keine Farbe an der Wand. Kein einziges Fenster weit und breit. Nur verschlossene Türen, ein paar Ausschilderungen und an wenigen Stellen standen ein paar leere Stühle. Hoffentlich musste ich vor der Transplantation nicht allzu lange hierbleiben. Es sollte ja auch nur der Antrag auf Listung für eine Herztransplantation gestellt werden. Wenn ich grünes Licht bekommen sollte, dann würde meine Reise weiter in das vierte Münchner Krankenhaus gehen. Ein Krankenhaus, in dem die meisten Münchner Herztransplantationskandidaten auf den alles entscheidenden Anruf warten. Davon hatte mir bereits ein Jahr zuvor eine junge Frau erzählt, die ebenfalls vor wenigen Jahren in München transplantiert wurde. Doch so weit war ich noch nicht. Erst musste die große Entscheidung fallen. Weswegen meine Gefühle seit einigen Tagen Achterbahn fuhren. Ich hatte Angst. Dass all die Untersuchungen, die ich in den vergangenen zwei Wochen über mich hatte ergehen lassen, umsonst gewesen waren. Dass all die Momente voller Hoffnung und Kampfgeist nur ein einziger großer Irrtum waren, weil vielleicht dennoch der Arzt im ersten Klinikum recht hatte. Ich hatte regelrecht Panik vor der großen Entscheidung.

Und zugleich empfand ich Freude und Stolz. Stolz, dass ich es geschafft habe, all die Untersuchungen, unangenehmen Vorfälle und die Zeit voller Ungewissheit zu meistern. Freude, weil ein großer und wichtiger Teil meiner besonderen Reise geschafft war und ich meinem Ziel Stück für Stück näher kam. Und ein Gefühl der Trauer. Weil meine Freude auf ein zweites Leben gleichzeitig den Tod für einen anderen Menschen bedeutete. Bei dem Gedanken kämpfte ich jedes Mal mit einem Kloß im Hals, der nur noch größer wurde, wenn sich anschließend eine Welle an Dankbarkeit in mir breit machte. Dankbarkeit für die Entscheidung des Menschen, der mir vielleicht bald mit seinem Herz ein zweites Leben schenken wird. Und all den Menschen gegenüber, die mir auf meiner besonderen Reise zur Seite standen und wie Löwen für mich und meine Gesundheit kämpften. Ob es Ärzte oder Pfleger waren, meine Familie, die Leiterin der Selbsthilfegruppe oder meine Freunde. Und Dankbarkeit dem Leben gegenüber. Dass es mir in all der Zeit mit seltsamen Zufällen Mut schenkte und mir dadurch half, durchzuhalten und zu vertrauen. Dass es mir alles zur Seite stellte, was ich brauchte, um erfolgreich bis zum Ende kämpfen und siegen zu können. Auch wenn mir meine Angst, dass vielleicht doch wieder etwas schiefgeht, im Nacken sitzt. Ja, es war ein seltsamer Gefühlsmix. Aber ich musste mich wohl oder übel für die nächste Zeit daran gewöhnen, sollte die große Entscheidung positiv ausfallen.

»So, da sind wir. Station F0.« Der Rettungssanitäter lächelte mich freundlich an und schob mich mit seinem Kollegen durch die schwere Metalltüre. Was vom Gang aus wie eine Tür zu einer Kühlkammer aussah, stellte sich nach dem Betreten als Eingang zu einer mittelgroßen Station heraus. Großes Getümmel, viel Gepiepe und eine Menge Stimmen ließen meinen Stresspegel nach dem Eintritt direkt steigen. So richtig Fahrt nahm er aber erst auf, als mir eine Stationsschwester mein neues Zimmer zuteilte und die Rettungssanitäter mich hineinschoben. Ich befand mich inmitten eines großen Raumes, zwischen vier Betten und einer Menge Geräten, die vor sich hin piepten. Drei Betten waren bereits von älteren Frauen besetzt, nur eines stand noch unbenutzt und eingepfercht in einer Ecke des Zimmers. Das konnte nicht wahr sein. Die Grenze zu einem Nervenzusammenbruch war mir von einer Sekunde auf die nächste verdächtig nah. Wurde ich wirklich von einem ruhigen, großen Einzelzimmer in einen lauten Gruppenraum mit viel Gepiepe eingepfercht? Ohne jegliche Privatsphäre, Ruhe und ein wenig Entspannung für mein Herz? Ich versuchte, meinen Puls in vertretbaren Bereichen zu halten, während ich von der Liege in das unbenutzte Bett wechselte und die Rettungssanitäter Abschied von mir nahmen. Vermutlich gelang mir das nur, weil ich es nicht allzu lange aushalten musste. Eine Stunde später kam eine andere Schwester zu mir und verkündete mir zu Freuden meiner mentalen Gesundheit, dass ich in ein anderes Zimmer verlegt würde. Das neue hatte gewaltige Vorteile, aber auch einen entscheidenden Nachteil. Ich hatte nur noch eine einzige Person mit mir im Zimmer. Was deutlich mehr Ruhe bedeutete. Jedoch war im Gegensatz zu meinen vorherigen Zimmernachbarinnen mein neuer Nachbar männlich. Und das Zimmer wie jedes auf dieser Station ohne Dusche und Toilette. Wodurch das Waschen und der Toilettengang nur hinter einer wackeligen Trennwand mit einer kleinen Wanne lauwarmem Wasser und dem Toilettenstuhl möglich war. Wunderbar! Es war also an der Zeit, einem weiteren Teil meines verbliebenen mickrigen Schamgefühls »Auf Wiedersehen« zu sagen. Bald war es wirklich nicht mehr existent. Doch ich tauschte es gerne gegen meine mentale Gesundheit ein. Schließlich brauchte ich die um einiges dringender als mein Schamgefühl, wenn ich irgendwann an mein Ziel Herztransplantation gelangen wollte. Also Augen zu und durch. Das beherrschte ich langsam aus dem Effeff. Ich stimmte dem Umzug zu und befand mich kurze Zeit später mit meinem neuen Zimmernachbarn in Zimmer Nummer zwei. Sein Name war Herbert. Er war 68 Jahre alt und wartete wie ich auf ein neues Herz.

»Moment mal, du bekommst noch die Chance auf ein neues Herz? Wie geht denn das? Ich dachte, ab 65 Jahren ist Schluss und man wird nicht mehr transplantiert?«

»Ausnahme. Ich habe früher viel Sport getrieben. Dadurch ist mein Körper so fit, dass ich die Transplantation auch mit 68 Jahren überstehen würde. Wenn es dann endlich mal so weit wäre …«

Herbert erzählte mir, dass er bereits einige Wochen auf der HU-Liste stand. Und es ihm dabei gar nicht gut ging. Auch er trug einen implantierten Defibrillator und weil sein Herz sehr instabil war, musste er auf dieser Halligalli-Station statt im deutlich ruhigeren Wartekrankenhaus, auf den alles entscheidenden Anruf warten. Als ich das hörte, schickte ich umgehend ein Stoßgebet mit Expressversand nach oben. Bitte, liebes Schicksal, schau dir diese Story bloß nicht ab …

Doch bevor das entschieden werden konnte, musste erst mal der Antrag auf die HU-Listung an Eurotransplant geschickt werden. Die Stiftung Eurotransplant ist eine Organisation, die für die Zuteilung von Spenderorganen in acht europäischen Ländern zuständig ist. Hierzu gehören Belgien, Deutschland, Kroatien, Luxemburg, Niederlande, Österreich, Ungarn und Slowenien. Die Organzuteilung wird mithilfe eines komplexen Computerverfahrens durchgeführt und basiert auf vier allgemeinen Prinzipien: der erwartete Erfolg nach der Transplantation, die durch Experten festgelegte Dringlichkeit, die Wartezeit und die nationale Organaustauschbilanz. Für das Abschätzen des erwarteten Erfolges bezieht Eurotransplant beispielsweise die Blutgruppe und den Gewebetyp des Spenders und des Empfängers mit in die Entscheidung ein. Vorteile der internationalen Zusammenarbeit sind u. a. ein gemeinsames Spender-Meldesystem und eine zentrale Warteliste. Auf dieser Liste stehen gegenwärtig ungefähr 14 000 Patienten. Diese große Anzahl macht es möglich, für fast jedes Spenderorgan einen geeigneten Empfänger und sogar häufig das *Perfect Match* zu finden. Pro Jahr werden durch Eurotransplant circa 7000 Spenderorgane erfolgreich vermittelt.[10]

Ich ging fest davon aus, dass mein Antrag auf HU-Listung für ein Spenderherz noch am selben Tag meiner Ankunft im LMU Klinikum, spätestens am Tag darauf, an Eurotransplant geschickt wird. Doch stattdessen passierte erst mal nichts. Außer dass ein Arzt kurz bei mir vorbeisah. Und mir zwischen einer Menge Stationstrubel und Gepiepe verkündete, dass ich vor dem Versand des HU-Antrages mindestens zwei Tage auf einer Intensivstation liegen müsse. Was ich aber erst mit Betreten dieser Station tat. Und in Anbetracht dessen, dass die zwei Tage an einem späten Mittwochnachmittag starteten, bedeutete das wiederum, dass mein Antrag auf HU-Listung erst am Montag rausgehen würde. Mein inneres Ungeduldsmonster legte in diesen Sekunden einen Tobsuchtsanfall hin. Vier Tage Extraprogramm auf einer Intensivstation, auf der man nicht duschen kann und der Restroom aus einem Stuhl mit Loch und Eimer und ein paar Sichtschutzwänden zwischen mir und dem männlichen Nachbarn bestand. Eine Station, in der 24/7 Trubel auf dem Programm stand, man nur mit Ohropax ein paar Stündchen schlafen konnte und man fünf Mal am Tag als Blut-Zapfsäule genutzt wurde. Halleluja, da hätte ich mir lieber ein paar weitere Tage bei Dr. Love in meinem schicken Einzelzimmer mit eigener Dusche und Toilette gegönnt.

Nun gut … mir blieb wie immer nichts anderes übrig, als die fiesen Spielchen des Schicksals mitzuspielen. Der Überraschungsknaller für meine Psyche kam aber erst noch – und zwar an meinem zweiten Abend auf der Halligalli-Station.

Herbert und ich hatten uns langsam aneinander gewöhnt. Wir akzeptierten uns, sprachen aber nicht allzu viel über die Herzblattwand hinweg, die rund um die Uhr zwischen uns stand. Deshalb horchte ich erst recht auf, als ich plötzlich beim Abendessen hinter der Wand ein Stöhnen hörte. Kurz darauf folgten mehrere verzweifelte Schreie. Es waren Herberts Schreie. Oh nein … ich wusste sofort, was da gerade passierte. Weil ich es selbst bereits 13 Mal am eigenen Leib gespürt hatte. Ein schriller lauter Piepton der EKG-Überwachung ließ Ärzte und Schwestern zu uns ins Zimmer rennen. Ich merkte, wie mich die Schreie, das Rennen der Ärzte und die zahlreichen Geräte, die ins Zimmer geschoben wurden, in nur wenigen Sekunden triggerten. Mein Puls machte ebenfalls einen Satz nach oben, ich spürte Panik in mir aufkommen und am liebsten wäre ich sofort aufgesprungen und weggerannt. Was aber nicht möglich war, weil mich all die Kabel, die an mir hingen, ans Bett fesselten. Stattdessen griff ich verstört nach meinen Kopfhörern mit Noise-Cancelling-Funktion.

An dieser Stelle sende ich ein großes Danke an die Tech-Industrie, die mir mit dieser Innovation eine Panikattacke vom Feinsten oder vielleicht sogar Schlimmeres ersparte. Ich startete die lauteste Musik, die ich in diesen Sekunden finden konnte. Danach schloss ich die Augen, um das Chaos und die Hektik um mich herum nicht mitzubekommen und mein Herz zu beruhigen. Ich schickte Stoßgebete in den Himmel, dass sich das kaputte Herz des alten Mannes so schnell wie möglich beruhigt. Währenddessen lief es mir eiskalt den Rücken herunter. Ich erlebte plötzlich meinen ganz persönlichen Albtraum. Allerdings dieses Mal nicht bei mir, sondern bei einer anderen Person, von der ich nur zu gut wusste, wie sie sich gerade fühlte.

Herbert musste drei Schocks über sich ergehen lassen. Der dritte brachte sein kaputtes Herz wieder in den Takt. Kurz darauf schlief er vor Erschöpfung ein. Auch das kannte ich nur zu gut. Die Ärzte und Schwestern kümmerten sich noch eine Weile um ihn, bis sie sich irgendwann nach meinem Befinden erkundigten. Doch ich musste nicht viel erklären. Vermutlich war es mir ins Gesicht geschrieben – solche Momente hielt meine Psyche einfach nicht mehr aus. Deshalb wurde ich noch in derselben Nacht von den Schwestern in Zimmer Nummer drei gebracht. Zu einer älteren Frau, die zwar im Dauernörgelzustand über die Situation und die Schwestern war. Aber hier bestand wenigstens keine Gefahr, dass ich mit ihr ähnliche Horrorszenarien erleben würde. Ich war dankbar dafür und merkte sofort, wie die Angst sich langsam von mir löste …

Meine neue Nachbarin und ich wurden jedoch keine Freunde. Ihre ständigen Nörgeleien sorgten wie die Kirsche auf der Torte für weitere schwerwiegende Reizungen meiner Nerven. Da schloss ich lieber mit den spanischen Schwestern auf Station Freundschaft. Es fühlte sich schon fast wie damals in Ibiza an. Der Unterschied war dieses Mal nur, dass wir uns ohne Hand- und Fußeinsatz verstanden. Deshalb begann ich auch relativ schnell, mit den Schwestern um meinen Kaliumspiegel zu wetten. Mir glaubte nämlich keiner, dass ich ohne Blutkontrolle genau fühlte, wie hoch mein Kaliumspiegel war. Tja, ich gewann jede einzelne Wette haushoch. Und die Schwestern mussten ihre Wetteinsätze einlösen. So kamen bei 30 Grad vor der Tür wenigstens ein wenig Sommergefühle auf der klimatisierten Intensivstation hoch. Denn ich schlabberte mit Zugang im Arm und Kabeln an der Brust ein Eis nach dem nächsten.

So vergingen die Tage, bis endlich das Wochenende geschafft war und der Montag anstand. Der Tag, an dem mein Antrag für die HU-Listung rausgehen sollte. Schon bei der ersten Blutkontrolle um halb sieben war ich nervös. Denn ich wusste, es konnte durchaus passieren, dass ich am selben Tag die Entscheidung von Eurotransplant mitgeteilt bekomme. Meine Gedanken kreisten stundenlang wie ein Kreisel um die große Entscheidung und jedes Mal, wenn eine Schwester oder ein Arzt mein Zimmer betraten, stieg mein Puls um zehn Schläge an. Hatten sie vielleicht meine lang ersehnte Antwort dabei?

Doch meine Hoffnungen wurden am späten Nachmittag bitter enttäuscht. Der Antrag ging an diesem Tag gar nicht an Eurotransplant raus. Warum? Weiß ich bis heute nicht … Vielleicht wollten mich die Schwestern noch ein Weilchen bei sich behalten, weil ich neben dem alten Mann und seinen schockierenden Momenten für das positive Entertainmentprogramm auf Station sorgte. Oder weil sie auf eine gewonnene Wette hofften? Wie auch immer, der Antrag sollte erst am nächsten Tag rausgehen. Und so blieb mir nichts anderes übrig, als eine weitere Nacht mit Hoffen zu verbringen.

Am Dienstag war es endlich so weit. Nach einer knappen Woche auf der Station ging endlich mein Antrag nach Leiden in den Niederlanden – dort ist der Hauptsitz von Eurotransplant. Jeden Tag gehen dort Anträge schwerstkranker Menschen aus allen Eurotransplant-Ländern ein, die dann von einem Gremium von Ärzten geprüft und entweder abgelehnt oder genehmigt werden. Für die Entscheidung sind u. a. die vorangegangenen Untersuchungen, der Zustand des Transplantationskandidaten, der Krankheitsverlauf und die -ursache sowie die Erfolgschancen ausschlaggebend. Bei der Entscheidung müssen sich Ärzte an die Richtlinien der Bundesärztekammer halten.[11] Da die Organspendezahlen, besonders in Deutschland, katastrophal und die Richtlinien dadurch sehr streng sind, werden jedoch viele Menschen trotz schlechter Zustände von Eurotransplant abgewiesen. Nur wem es »schlecht genug« geht, aber auch nicht zu schlecht, damit er die Transplantation überlebt, dem wird die Chance auf ein neues Leben geschenkt. Ein sehr schmaler Grat, der für Transplantationskandidaten eine besonders große Belastung ist und auch nach der Listung bleibt. Denn selbst wenn die erste Entscheidung für eine HU-Listung positiv ausfällt, heißt das noch lange nicht, dass man auf der Liste bleiben darf, bis das neue Organ da ist. Nein, das Zittern geht weiter. Vier Wochen nach der ersten Listung wird der Patient wieder aus der Schublade geholt und es wird neu entschieden, ob es ihm weiterhin »schlecht genug«, aber auch nicht zu schlecht geht. Nicht selten kommt es deshalb vor, dass Transplantationskandidaten plötzlich von der Liste fallen und viele Wochen banges Warten von einem Moment auf den nächsten umsonst waren. Besonders bei Patienten mit Herzrhythmusstörungen ist die Gefahr realistisch. Wenn die Wartezeit zu ruhig verläuft, kein Defibrillatorschock oder ein anderes lebensgefährliches Ereignis geschieht und der Herzrhythmus zu stabil ist, dann kann es durchaus passieren, dass die Ärzte den hoffenden Kandidaten in hohem Bogen von der Liste werfen.

Die Gedanken schwirrten regelrecht in meinem Kopf umher. Wie Tausende Bienen in einem Bienenkorb, während der Zeiger der Wanduhr im Schneckentempo vor sich hin zuckelte. Meine letzten zwei Wochen waren, bis auf den kurzen Ausraster meines Herzens, relativ ruhig verlaufen. Ich hatte keine Schocks mehr bekommen und mein Puls war schon länger nicht mehr annähernd an der gefährlichen Grenze. Meine Voraussetzungen standen somit leider nicht schlecht, dass die Damen und Herren im niederländischen Leiden bei Eurotransplant meinen Fall nicht so dramatisch einordneten. Und selbst wenn sie meinen Fall erst mal durchschieben, die erste Re-Listung werde ich mit Sicherheit erleben. Doch erst vier Wochen große Hoffnungen zu haben und danach plötzlich von der Liste zu fliegen – nein, das wollte ich auf keinen Fall erleben. Dann lieber von Anfang an die rote Karte. Doch eine Sache machte mir noch Mut. Und zwar mein Ass im Ärmel: Meine neue Diagnose einer genetischen Erkrankung. Mit meiner alten Diagnose *chronische Herzmuskelentzündung* hätte ich mit hoher Wahrscheinlichkeit kein neues Herz bekommen. Zu hoch wären die Chancen gewesen, dass man die Entzündung vielleicht in den Griff bekommt und sich alles normalisiert. So etwas sitzt man lieber aus. Oder lässt es vielmehr die Patientin aussitzen. Bei einer genetischen Erkrankung gibt es allerdings keine Hoffnung auf Verbesserung. Meine DNA wurde bei meiner Zeugung vermurkst, und dieser Fehler lässt sich nicht mehr ausbessern. Die Abwärtsspirale ist eine Einbahnstraße. Aber reicht das wirklich als Argument? Ich würde es wohl in den nächsten 24 bis 48 Stunden erfahren.

Das Problem war nur, dass sich die einzelnen Stunden wie ganze Tage anfühlten. So zäh verging die Zeit. Sobald ich einen weißen Kittel vor der Tür wehen sah, begann ich vor Nervosität zu zittern. Ist es jetzt so weit? Erfahre ich endlich, ob ich eine zweite Chance bekomme? Die Anspannung war schlimmer, als an nur einem Tag das

Abitur zu schreiben, die Praxisprüfung des Führerscheins zu machen und eine Stunde auf den Notarzt zu warten, während das Herz vor sich hinstolpert. Ich ahnte jetzt ansatzweise, wie meine Familie sich damals fühlte, als ich nach meinem plötzlichen Herztod im Fitnessstudio um mein Leben kämpfte. Ein Kampf gegen den Tod und für das Leben. Und dreieinhalb Jahre später schon wieder. Dieses Mal bei knallhartem Bewusstsein. Doch mein Bangen und die gefühlten 10 000 Nachrichten und Anrufe von Freunden und Familie halfen nicht. Ich erhielt am Tag der Antragsstellung keine Rückmeldung mehr und ich musste bis zum nächsten Tag warten. Eine Woche rumliegen und es war so gut wie nichts geschehen. Das war der Vorgeschmack auf die lange Wartezeit, bis das passende Spenderherz für mich da sein würde.

Mit Müh und Not brachte ich die Nacht hinter mich und den nächsten Morgen begannen wir mit den üblichen Routinen. Die Schwestern hatten zwar keine Lust mehr, mit mir zu wetten, weil sie regelmäßig verloren. Mein Blut nahmen sie mir dennoch ab. Anschließend kam das Frühstück. Die wohl beste Mahlzeit des Tages in dieser Klinik. Denn ich musste mit Schrecken schon am ersten Tag feststellen, dass das Essen hier nicht mal im Ansatz an das im anderen Krankenhaus heranreichte. Das hatte ja sogar eine Speisekarte. Und Kuchen am Nachmittag – für Kassenpatienten! Was einen dagegen im Transplantationszentrum erwartete, war mit Abstand die Krönung meiner kulinarischen Krankenhauskarriere. Mit großer Zuverlässigkeit gab es jeden Tag eine andere aufgetaute Schockfrostkost, die meist noch in der gleichen viereckigen Form dampfte, in der sie fünf Minuten zuvor eingefroren gewesen war. Abends gab es Brotscheiben, die in Cellophan verpackt waren und genau so schmeckten. Chapeau, ich dachte, ich hätte die tiefsten Tiefen der Krankenhausküchen schon erlebt. Aber dieses Klinikum stellte alle anderen locker in den Schatten. Das würden lustige Wochen nach der Transplantation werden … na ja, sofern ich diese auch wirklich erlebte.

Aber kommen wir nach unserem kurzen kulinarischen Exkurs wieder zu den wichtigen Themen zurück. Und zwar zum nächsten Programmpunkt: der Ganzkörper-Katzenwäsche. Das Wellnessprogramm à la Krankenhaus erwartete mich jeden Morgen. Eine Schüssel lauwarmes Wasser, ein Paket Einmal-Waschlappen und dann erst mal den Nackedei für die Schwestern machen. Und ja, natürlich, wie soll es bei mir auch anders sein … Während ich mich gerade meines Oberteils entledigte und schon dabei war, meine Hose runterzuziehen, um anschließend mit der Katzenwäsche zu beginnen, marschierte plötzlich eine ganze Mannschaft an weißen Kitteln in unser Zimmer. Zielsicher in meine Richtung.

Das konnte doch jetzt nicht wahr sein. Da wartete man 24 Stunden lang auf eine Entscheidung und dann kommt sie ausgerechnet in den zehn Minuten, in denen ich meinen Brüsten ein bisschen frische Luft gönnte. Haben Männer einen siebten Sinn für so was? Die Blöße im wahrsten Sinne des Wortes, gab ich mir heute aber nicht. Ich schmiss mir kurzerhand ein Handtuch über meinen Oberkörper, als die Herren in Weiß an meinem Bett ankamen.

»Oh, ungünstiger Moment!«, lachte der Arzt. »Aber gut, Sie wollen sicher nicht noch länger warten. Frau Schwab, ich habe gute Nachrichten für Sie! Eurotransplant hat Ihren Antrag ohne Murren genehmigt. Herzlichen Glückwunsch, Sie sind nun auf der HU-Liste und wir werden jetzt im anderen Klinikum anfragen, ob dort ein Platz für Sie frei ist.«

Ich sah den Arzt perplex an und konnte nicht fassen, was ich da gerade gehört hatte. Ich hatte es tatsächlich geschafft? Ohne größere Probleme? Ich war auf der Liste? Ich bekomme in ein paar Wochen oder Monaten ein komplett neues und gesundes Herz? Ein zweites Leben? Ohne Angst und Herzprobleme? Mir schossen die Tränen in die Augen und der Wasserfall war nicht mehr aufzuhalten. Hätte ich mir mein Handtuch nicht an der Brust festhalten müssen und wäre ich nicht am Kabelsalat angeschlossen gewesen, wäre ich dem Arzt wohl in die Arme gesprungen.

»Oh je, Frau Schwab, das ist doch kein Grund zum Weinen. Sie sollen sich freuen!« Der Arzt lächelte mich an und verabschiedete sich kurz darauf mit seiner Mannschaft. Zurück blieb eine fassungslose, oberkörperfreie und tränenüberströmte Tamara. Stück für Stück sickerte da gerade in meinem Kopf durch, was passiert war. Viereinhalb Wochen Kampf, acht Defischocks, drei Operationen und 17 Untersuchungen, eine Menge Sturheit, Durchhaltevermögen, Schmerzen und meine Kontaktaufnahmen zur Selbsthilfegruppe und Ärzten. All das hat sich in diesen Sekunden ausgezahlt. Meine Tränen liefen unaufhörlich und die Katzenwäsche war wohl bald umsonst, so nass war mein Gesicht schon. Die Schwester kam inzwischen mit einem Stapel Taschentücher angerannt. »Jetzt beruhigen Sie sich erst mal.«

Doch bevor ich das konnte, musste ich erst meine Eltern anrufen und ihnen die freudige Nachricht mitteilen. Ich griff nach wie vor nur mit einem Handtuch bekleidet nach meinem Handy und versuchte meinen Vater anzurufen. Erfolglos. Wie immer. Kein Mensch geht ans Telefon. Gut, dann probierte ich es eben bei meiner Mutter. Mailbox. Manchmal frage ich mich echt, ob Eltern ihre Handys eigentlich nur besitzen, damit sie sagen können, sie gehen mit der Zeit. Für mehr hatten sie die Dinger wirklich nicht … Also blieb nur noch einer auf der Liste – mein Bruder. Und auf ihn war Verlass. Klar, er ist ja auch 24 Jahre alt, da ist das Handy quasi an der Hand festgewachsen. Unser Gespräch war der Startschuss für Wasserfall Runde zwei. Nummer drei und vier folgten, als meine Eltern wenig später zurückriefen. Mein Vater antwortete in seiner klassischen männlichen Abgebrühtheit: »Sehr schön, Mausi, ich freu mich für dich. Wurde jetzt auch langsam mal Zeit! Wie geht es weiter?«

Meine Mutter war im Gegensatz dazu gar nicht so entspannt. »Puh, jetzt sind wir also so weit. Du sollst wirklich ein neues Herz bekommen?«

Ich hörte die Angst in ihrer Stimme. Und dass sie so gar nicht begeistert war von der Nachricht, die ich ihr übermittelte. Was ich ihr nicht verübeln konnte … Die Zusage für die HU-Listung war ja genau genommen das Einläuten einer nächsten Runde, in welcher meine Familie erneut stundenlang um mein Leben bangen würde. Doch in diesem Moment zählte nur eine Sache für mich: Die plötzlich bestehende realistische Chance auf ein zweites Leben. Es war der einzige Gedanke, den ich in diesem Moment zuließ. Die Befürchtung, dass etwas schiefgehen könnte, hatte ich schon lange aus meinem Kopf radiert. Nein. Das wird nicht passieren. Dafür hatte ich viel zu viel Glück in all den Erlebnissen zuvor. Es passt einfach nicht zur Geschichte, dass es ausgerechnet am allerletzten Schritt scheitern könnte. So ein Arschloch ist das Schicksal nun auch wieder nicht … Davon war ich felsenfest überzeugt, besonders wenn ich an den Moment vor meiner Defibrillator-Implantation zurückdachte:

Don't you worry, don't you worry, child
See heaven's got a plan for you …

Ich ließ diesen für mich so prägenden Moment erneut Revue passieren und versuchte, das daraus entstandene Urvertrauen wieder zu aktivieren. Während ich das tat, drängelte sich aber eine andere Aussage in meinen Kopf:

»Also, Frau Schwab, so wie Sie hier im Bett liegen, sehe ich überhaupt keinen Grund dafür, dass man Sie hochdringlich auf die Transplantationsliste setzen könnte.«

Es war die Aussage des Arztes aus dem ersten Klinikum. Der mich ohne Zögern und weitere Hilfe mit meinem kranken Herzen einfach nach Hause schicken wollte. Tja, lieber Herr Möchtegern-Allwissend. Ihr schicker weißer Kittel und das Kardiologiestudium ist eben doch kein Beweis dafür, dass Sie Ahnung von Herztransplantationen haben. Geschweige denn von der Einschätzung meiner aktuellen medizinischen Lage, noch von empathischem Verhalten. Setzen, sechs! Die Patientin hatte wohl ein besseres Gespür als der schlaue Oberarzt. Mein nachtragendes Ego rieb sich mit einem fiesen Lächeln schon die Hände. Ich konnte es kaum erwarten, dem Arzt erneut in die Augen zu sehen und ihm meine Narbe entgegenzustrecken. »Knappe drei Wochen nach Ihrer Aussage war ich auf der HU-Liste, Mr Neunmalklug. Vielleicht sollten wir in Zukunft mit unseren Aussagen zu Herztransplantationen lieber ganz klein stapeln, aufhören, Patienten ihre letzten Hoffnungen zu zerstören, und ihnen stattdessen Hilfe anbieten. Also, herzlichen Dank noch mal für … ja richtig, nichts.«

So, jetzt war ich bereit! Ich war so was von bereit. Also fast. Denn ich lag zwei Stunden nach der freudigen Verkündigung immer noch nur mit Handtuch bekleidet neben meiner inzwischen eiskalten Schale

Wasser und einem Berg vollgerotzter Taschentücher. Die Schwester drängelte mich seit eineinhalb Stunden im Akkord, dass ich nun endlich meine Katzenwäsche hinter mich bringen sollte, damit der übliche Tagesplan nicht endgültig über den Haufen geworfen werden musste. Gut, also schnell mit eiskaltem Wasser den Rotz aus dem Gesicht wischen und das Nötigste erledigen. Dann wurde ich wie jeden Tag auf den Toilettenstuhl verfrachtet und in die Ecke geschoben, während die Schwester mein Bett neu bezog. Ich fühlte mich schon durch und durch wie ein Teil des Inventars …

Aber nicht mehr lange. Denn mein Umzug ins Wartekrankenhaus stand bevor und ich freute mich wie ein kleines Kind auf Weihnachten darauf. Endlich wieder eine normale Toilette und eine eigene Dusche, eine Tür, die man zumachen darf, kein fünfmaliges Blutabnehmen pro Tag und dann auch noch der Besitz eines Schrankes. Hey, im Krankenhaus lernt man die Dankbarkeit für Selbstverständlichkeiten im Leben. Nur hatte ich bei meiner Vorfreude ein paar Sachen nicht bedacht … dazu später mehr!

Gegen Nachmittag erfuhr ich, dass mein Umzug erst am nächsten Tag stattfinden konnte. Und ich eine Zimmernachbarin haben würde. Mist. Ich hatte gehofft, meine Ruhe zu haben. Bekam ich vielleicht erneut eine senile Nörglerin, die motzt, wenn man mal bis halb 11 Uhr abends telefoniert? Ich hoffte ja nicht. Aber die Chancen standen in Anbetracht dessen, dass herzkranke Menschen meist ältere Semester sind, ziemlich gut. Na ja, immerhin wurde mir gleichzeitig angekündigt, dass das Essen um Längen besser sein sollte. Ich fokussierte mich also lieber auf die positiven Dinge …

Ich brachte meine letzte Nacht auf der Halligalli-Station hinter mich und am nächsten Vormittag stand endlich die Abreise auf Zeit an. Das nächste Mal, wenn ich hier landen würde, schlägt kurz darauf hoffentlich ein neues Herz in meiner Brust.

Bevor ich abreisen konnte, gab es aber noch eine Herausforderung zu meistern. Und da kann ich wieder mal nur sagen: Krankenhausaufenthalte sind Survival Trainings, bei denen du ohne dein Team restlos aufgeschmissen bist …

Meine Krankenhausreise dauerte inzwischen ja schon viereinhalb

Wochen an. Und dank einer Menge Pakete von meinen Arbeitskollegen und Freunden, dem ein oder anderen Entertainmentgerät sowie chronischem Waschmaschinenmangel für Patienten häufte sich mein Hab und Gut im Krankenhaus inzwischen zu einem beeindruckenden Stapel an. Und man sollte meinen, dass in so einem Rettungswagen, der einen in das andere Krankenhaus fahren soll, ziemlich viel Platz ist. Ist normalerweise auch so. Wenn man aber Pech hat, erwischt man eine rustikale Sanitäterin, die verkündet, dass man nur eine Tasche mitnehmen darf.

»Äh ja, und was soll ich mit den anderen Sachen machen? Meine Eltern wohnen zwei Stunden weg von hier, arbeiten normalerweise, meine beste Freundin ist im Urlaub, und auch sonst habe ich gerade niemand parat, der das Zeug abholen und zu mir in das neue Krankenhaus bringen könnte!« Das war der rustikalen Sanitäterin herzlich egal und die Schwestern entschieden kurzerhand, mir meine Sachen mit einem Taxi hinterherzufahren. Selbstverständlich auf meine Kosten. Wow, das machte so viel Sinn. Genervt packte ich die wichtigsten und wertvollsten Sachen in eine Tasche, während mich die Sanitäterin noch viel genervter ansah, weil ich nun erst mal umpackte, bevor wir losfahren konnten. Pech für sie. Wir hätten schon längst losfahren können, wenn sie meine Sachen mitnehmen würde.

Eine halbe Stunde und unzählige genervte Blicke später, verabschiedete ich mich endgültig von meinen herzlichen spanischen Schwestern und wurde erneut in einen Krankenwagen verfrachtet. Langsam, aber sicher hatte ich das Gefühl, dieses Fahrzeug war meine mir höchstpersönlich zur Verfügung stehende neue Limousine. Der eigene Chauffeur ist immer dabei, man hat Platz (vom Gepäck mal abgesehen) und hinten im Spaßbereich wird sich jede Minute um das eigene Wohl gekümmert. Einen hübschen Sternenhimmel in Form von vielen kleinen Lichtern auf dunklem Grund an der Decke des Fahrzeugs und gute Musik gibt es im Wagen auch ab und an. Fehlte nur noch der Schampus. Okay, mein Vergleich haperte etwas. Aber dafür flossen ein paar Schmerzmittel oder andere Medikamente aus der Infusionsflasche über den Venenzugang. Und das konnte ähnlich lustig werden wie der Schampus, wenn ich mir das so überlegte.

10. KAPITEL
BUSHALTESTELLE DES LEBENS

1. Juli 2021

Eine halbe Stunde und eine Kopfkinovorstellung später, war ich endlich am lang ersehnten Ziel der vergangenen Wochen: Krankenhaus Nummer vier in viereinhalb Wochen. Das Wartekrankenhaus, in dem ich bald die alles entscheidende Nachricht erhalten würde. Die Nachricht, dass ein Spenderherz für mich da ist, und in wenigen Stunden mein neues Leben beginnt …

Ehrlich gesagt, hatte ich mir das Krankenhaus ein wenig anders vorgestellt. Ich ging davon aus, dass dort viele Menschen auf ein Herz oder auch auf andere Organe warten. Sozusagen wie eine Sammel-Bushaltestelle für Schwerstkranke. Als ich jedoch dort ankam, erfuhr ich, dass es in diesem Krankenhaus für insgesamt vier Patienten nur zwei Zimmer gab, in denen man auf ein Spenderherz warten konnte. Der Rest der Station war für andere Intensivbesucher reserviert. So zum Beispiel auch für die Covidpatienten. Was ich offen gestanden als eine sehr fragwürdige Kombination auffasste. Covid im Zimmer neben einer Person mit schwersten Herzproblemen, bei der eine Ansteckung lebensgefährlich sein könnte? Ob das die richtige Auswahl war? Aber ich hatte Glück. Covid hatte zu meiner Zeit gerade Ausgang und war unter den Patienten nicht vertreten. Gott sei Dank. Nicht zuletzt, weil ich mit einer Covidinfektion, genauso wie mit jeder anderen Infektionskrankheit, vorübergehend von der Warteliste genommen werden würde. Und das wollte ich um jeden Preis umgehen. Keinen einzigen zusätzlichen Tag wollte ich im Krankenhaus versauern und mein Leben verpassen.

Als ich im Krankenhaus ankam, warteten in den beiden Transplantationszimmern bereits zwei Personen auf ein Herz. Ein Mann mit

Kunstherz und eine weibliche Person, die mir ja schon im LMU Klinikum als meine neue Zimmernachbarin angekündigt wurde. Ich war gespannt, ob ich mit meiner Befürchtung richtiglag und mich wieder eine senile Nörglerin erwartete. Die mich tagsüber mit ihrem Gemotze unterhält, um mir in der Nacht mit ihrem nervenaufreibenden Geschnarche den wohlverdienten Schlaf zu rauben. Doch als ich in mein neues Zimmer geschoben wurde, machte ich große Augen. Da saß tatsächlich in einem der beiden Krankenbetten eine junge Frau mit braunen kinnlangen Haaren, blauen Augen und einem Handy in der Hand. Ungefähr so alt wie ich. Das konnte nicht sein. Sicher haben sich die Sanitäter im Zimmer geirrt. Oder hatte ich tatsächlich das erste Mal in meiner Krankenhauskarriere das Glück, eine Zimmernachbarin zu haben, die nicht mindestens 30 Jahre älter war als ich? Ich konnte mein Glück kaum fassen und grinste sie wie ein Honigkuchenpferd an, während ich ein stilles riesenfettes Danke an mein launisches Schicksal schickte. Ja, diese Überraschung machte gerade meine gesamte letzte Horrorwoche wett!

Jedoch musste ich im nächsten Moment feststellen, dass die neue Wohngemeinschaft wohl nur bei mir für gedankliche Freudensprünge sorgte ... Der Gesichtsausdruck meiner Zimmernachbarin, mit dem sie meinem freudigen Blick begegnete, machte mir eindeutig klar, dass ich ihr mit meinem Einzug gerade gehörig die Laune verdarb. Na toll. Da hatte ich ein Mal das große Los gezogen und eine Zimmernachbarin in meinem Alter, und dann hatte sie keinen Bock auf mich. Doch so schnell wollte ich nicht aufgeben. Nachdem die Schwester mit meiner Aufnahme fertig war und wieder aus dem Zimmer verschwand, stellte ich mich meiner neuen Zimmernachbarin vor:

»Hey, ich bin Tamara. Ich bin 28 Jahre alt und seit gestern auf der HU-Liste. Ich freu mich echt mega, endlich mal eine Zimmernachbarin in meinem Alter zu haben. Das ist mir in meiner gesamten Krankenhauskarriere tatsächlich noch nie passiert!«

»Freut mich für dich. Ich heiße Abelina. Ich bin 26 Jahre alt und warte seit zwei Monaten hier. Hatte das Zimmer aber bis auf eine Woche die ganze Zeit für mich alleine.«

Ahhhh, da wehte der Wind her. Ich bin mit meinem Einzug in etabliertes Privatgelände eingedrungen. Hätte mir aber auch schon früher auffallen können. Denn Abelina hatte sich gut eingerichtet. Am Fenster klebten eine Menge Bilder von ihrer Familie. Auf ihrem Beistelltisch lagen ein Stapel Zeitschriften und Sticksachen. Und an der Wand hing eine große Collage mit Bildern von Abelinas Freundinnen.

»Oh. Na dann hoffe ich einfach, dass wir das Zimmer jetzt in eine super WG umswitchen können«, grinste ich sie motivierend an.

»Welche Blutgruppe hast du denn?«, fragte mich Abelina interessiert.

An dieser Stelle muss ich kurz unterbrechen. Denn diese Frage unter Wartepatienten ist ungefähr vergleichbar mit der Frage unter Autofans nach den PS ihrer Verkehrsmittel.

Grob beschrieben, kann ein Arzt anhand der Blutgruppe einem Transplantationskandidaten eine ungefähre Einschätzung zur Wartezeit auf das Organ geben. Denn wie bei der Blutspende, sollten auch bei einer Organspende die Blutgruppen zusammenpassen. Und jede Blutgruppe ist mit einer anderen Häufigkeit in der deutschen Bevölkerung vertreten. Für mich als Wartepatientin kristallisierte sich daher schnell heraus: Umso seltener die eigene Blutgruppe ist, umso besser ist die Aussicht auf eine kurze Wartezeit. So ist die Blutgruppe AB beispielsweise der schicke 911er Porsche mit 650 PS unter den Blutgruppen. Denn AB fließt nur in fünf Prozent der deutschen Bevölkerung. Hinzu kommt, dass Menschen mit der Blutgruppe AB jedes Organ, gleich welcher Blutgruppe, annehmen können. Organe mit der Blutgruppe AB können jedoch nur von Menschen derselben Blutgruppe angenommen werden. So kann es schon mal vorkommen, dass diese Patienten nur wenige Stunden oder Tage warten, bis ein passendes Spenderherz für sie verfügbar ist.

Auch Blutgruppe B ist unter Wartepatienten eine Rarität. Im Durchschnitt wartet man nur wenige Wochen auf ein passendes Herz. Anders sieht es aus, wenn man die Blutgruppe A oder 0 hat. Nicht nur weil 0 als Universalspender gilt, sondern auch weil diese Blutgruppen mit 43 Prozent (A) und 41 Prozent (0) besonders häufig in der Bevölkerung vertreten sind. Um das vorherige Beispiel noch einmal aufzugreifen, wären das dann wohl eher die Polos und Clios unter den Pferdestärken, die auch deutlich mehr Zeit als der Porsche brauchen, um an ihr Ziel zu kommen. Denn die Wartezeiten liegen hier im Durchschnitt bei mehreren Monaten. Wenn man jedoch ein Kind oder ein Mann mit überdurchschnittlicher Größe und Schwere ist, dann kann sich die Zeit noch viel länger hinziehen. Nicht selten kommt es vor, dass solche Patienten mehrere Jahre auf ein Spenderherz warten müssen. Natürlich im Krankenhaus.[12]

Übrigens, in vielen anderen europäischen Ländern sehen die Umstände ganz anders aus. Denn auch wenn es die Unterscheidung zwischen den einzelnen Blutgruppen gibt, sind in Ländern wie Spanien, Portugal oder Kroatien im Prinzip alle Blutgruppen unter den Sportwägen. Wartepatienten müssen dort häufig nur wenige Tage oder Wochen auf ein neues Herz warten. Der Grund dafür? Die Spenderzahlen sind aufgrund anderer Organspendegesetze in diesen Ländern um ein Vielfaches höher als in Deutschland. Spanien hat beispielsweise rund viermal so viele Organspender wie Deutschland, Kroatien und Portugal fast dreimal so viele. Die Gleichung ist dabei ganz einfach: mehr Spender = kürzere Wartezeiten für Patienten.[13]

»Ich habe Blutgruppe B«, beantwortete ich Abelinas Frage.

»Du Glückspilz! Wetten, du musst nicht so lange warten und kommst vor mir wieder hier raus?«

»Welche Blutgruppe hast du denn?«, fragte ich sie skeptisch.

»Blutgruppe 0.«

Uff … meine Zimmernachbarin hatte tatsächlich den VW Golf erwischt. Ich sah sie betreten an.

»Ich sag's doch, du wirst nicht so lange warten müssen wie ich.«

Ja, auch wenn ich es Abelina nicht wünschte, ich betete dafür, dass sie recht hatte und ich nicht länger als zwei Monate hier festsitzen würde. Aber noch brauchte ich mir darüber keine Gedanken machen. Jetzt war ich am Anfang meiner Wartezeit ohne ein bekanntes Ablaufdatum.

»Na, wir werden sehen! Jetzt bin ich erst mal hier«, beschwichtigte ich und lächelte Abelina an. Niemand weiß vorher, wie lange man warten muss und wann es so weit ist. Die Ärzte haben Erfahrungen und können zumindest ganz grob abschätzen, wie lange es ungefähr dauern könnte. Aber sie können manchmal auch komplett danebenliegen und es kann deutlich kürzer oder länger dauern … Genau genommen könnte jeden Tag, jede Stunde, jede Minute jemand an die Tür klopfen, reinkommen und einem von uns beiden die erhoffte Nachricht verkünden: »Ihr Herz ist da!«

Jetzt war es erst mal so weit, mich in meinem neuen Zuhause auf Zeit anständig einzurichten. Schließlich wartet es sich deutlich angenehmer, wenn man sich an seinem Warte-Ort, sozusagen an der Bushaltestelle des Lebens, auch halbwegs wohlfühlt. Da ich jedoch nur die eine Tasche aus Großhadern mitnehmen durfte und ich meinen Laptop, mein Tablet, Kopfhörer und andere Dinge, die etwas teurer waren, nicht zurücklassen wollte, war der Schrank mit ein paar wenigen Klamotten recht schnell eingeräumt. Aber das war egal! Denn wow, war das ein tolles Gefühl. Und sich dann nach einer Woche Anleinpflicht wieder weiter als einen Meter vom Bett wegzubewegen – auf eigenen Beinen. Dieses Gefühl toppte an diesem Tag nur noch der Gang zur Toilette inklusive Türschließerlaubnis. Ja, diese vermeintlichen Selbstverständlichkeiten waren für mich plötzlich die schönsten Dinge, die ich mir in dieser Zeit vorstellen konnte. Dinge, die neuerdings regelrecht eine Welle an Dankbarkeit in mir lostraten. Dankbarkeit für das Geschenk, dass ich meine Wartezeit mit einem Klo und einer Dusche mit Tür und nicht mit durchgehendem Gebimmel, Venengestochere und gouvernantischen Bettnachbarn ertragen musste. Vermutlich hätte nur die erste Dusche nach einer Woche Katzenwäsche meine Laune um ein weiteres Level heben können. Doch darauf musste ich warten. Erst wenn ich die Erlaubnis der Ärzte hatte, etwas länger von der EKG-Überwachung wegzubleiben, war mir die lang ersehnte Erfrischung bei schweißtreibenden 30 Grad im Zimmer erlaubt. Bis dahin war ich in der Probezeit. Was grundsätzlich kein Riesenproblem war, ich hatte sowieso weder Shampoo noch Duschgel oder Föhn mitgenommen. Das Problem war eher ein ganz anderes, wie sich kurz darauf herausstellte. Denn der angepriesene Taxifahrer mit meinen restlichen Sachen ließ konsequent auf sich warten. Eineinhalb Stunden und einen Anruf später war mir dann auch klar, warum.

»Wir konnten Ihre Sachen doch nicht mit dem Taxi zu Ihnen bringen lassen. Wenn da etwas abhandengekommen wäre, wären wir in Teufels Küche gekommen. Tut uns leid. Wir lagern die Sachen bei uns, bis sie jemand abholt.«

Na super. Ich war erst mal bedient. Wie zum Geier sollte das jemand machen, der keine Angehörigen hat? Alte alleinstehende Menschen ohne Kinder zum Beispiel? Oder Menschen, die hier nur auf Zeit sind und niemanden kennen? Während ich mich noch darüber ärgerte, dass ich nun bis zum Besuch meines Vaters in zwei Tagen nur mit den nötigsten Sachen auskommen musste, machte sich mein Geschäftssinn bemerkbar. Na ja, ein lukratives Business würde das nicht gerade werden, aber wieso gibt es eigentlich nicht eine Art Patientenservice, der sich darum kümmert, dass Krankenhauspatienten ihre Kosmetikprodukte und Wäsche von zu Hause bekommen und Letztere auch mal gewaschen wird. Ein Service, der dafür sorgt, dass die Kunden gelegentlich was Anständiges zu essen bekommen, der die Post checkt, Rechnungen im Auftrag bezahlt und dem Patienten ein wenig Taschengeld ins Krankenhaus bringt, damit man das WLAN bezahlen kann und damit nicht endgültig von der Außenwelt abgeschieden ist. Im Ernst ... ich bin mir sicher, das wäre neben zahlreichen unnützen Erfindungen eine wirkliche Innovation und große Hilfe für eine Menge Patienten in deutschen Krankenhäusern.

Aber gut, Heulen und Jammern machte die Situation nicht besser. Im Gegenteil. Die vergangenen Jahre hatten mich schon lange gelehrt, dass Jammern die Situation nur schlechter macht. Weil man seinen Fokus damit auf das Negative lenkt. Auf das, was einen stört, was nicht funktioniert oder auf die Dinge, die man gerade nicht hat. Die Folge sind Unzufriedenheit, fehlende Geduld, Trauer, Wut, Angst, Minderwertigkeitsgefühle und die dauerhaft pochende Frage im Kopf: »Warum ich?« Alles Gefühle, die nicht helfen und es sogar schlimmer machen, wenn man gerade in einer Situation festsitzt, die absolut nicht schön ist, an der man aber gerade schlicht nichts ändern kann.

Also Schluss mit der Jammerei! Den Patientenservice der besonderen Art gab es nicht, die wichtigsten Sachen hatte ich bei mir und duschen durfte ich eh noch nicht. Also setzte ich vorerst einen Haken hinter die Sache und freute mich lieber darüber, dass ich wieder mit verschlossener Türe meinen Geschäften nachgehen konnte.

Aber das war nicht alles. Denn eine kleine Annehmlichkeit hatte das Krankenhaus doch noch für mich parat. Kurze Zeit nach meiner Duschkrise rollte die Schwester plötzlich einen vermeintlichen kleinen Holzschrank in unser Zimmer.

»So, Tamara, du kriegst jetzt wie Abelina einen kleinen Kühlschrank. Falls du mal was anderes als das Krankenhausfutter essen möchtest und die Lebensmittel gekühlt werden müssen.«

Die Schwester lächelte mich freundlich an, als sie den Kühlschrank neben meinem Bett platzierte. Vermutlich hörte man in diesen Sekunden das Klappern meiner Kinnlade, als sie auf dem Boden landete. Ein eigener Kühlschrank direkt neben dem Bett in einem Krankenhaus? Als Kassenpatient? Das hatte ja schon fast den Touch von einem Hotelzimmer mit 24-Stunden-Service und Minibar.

Vor meinem inneren Auge sah ich mich bereits meine geliebten Essiggurken futtern (ja, eine seltsame Schwäche von mir) genauso wie frische Tomaten, Karotten, Gurken, Blaubeeren und Wassermelone. Eben all das, was ich in den letzten viereinhalb Wochen nur bekam, wenn mir mein Besuch etwas mitbrachte. In Gedanken verfasste ich sofort die Einkaufsliste für meinen Vater, damit er mir mit seinem nächsten Besuch direkt meinen neuen Kühlschrank füllen konnte. Ja, so langsam entspannte ich mich. Die nächsten Wochen waren mit diesen besonderen Annehmlichkeiten definitiv aushaltbar. Wenn da nicht noch drei Zusatzinformationen von Abelina gewesen wären, die mich im nächsten Moment wieder auf den harten Boden der Tatsachen zurückholten.

»Das WLAN ist hier übrigens eine absolute Vollkatastrophe und die Minifernseher am Bett sind von 1950. Da kannst du die Pixel zählen, aber kein TV schauen.«

Das war Bratpfanne Nummer eins, die mir um die Ohren flog.

»Raus in den Garten dürfen wir auch nicht. Wir müssen 24/7 unter ärztlicher Beobachtung sein und dürfen nur kurz vom EKG abgesteckt werden. Aber auf den Gang dürfen wir ab und an mal. Und außerdem müssen wir einmal in der Stunde Blutdruck messen lassen. Auch nachts!«

Das war Bratpfanne Nummer zwei, die in der Luft wirbelte und mir den nächsten ordentlichen Schlag verpasste.

»Immerhin können wir zweimal pro Woche Besuch bekommen. Bis vor Kurzem durfte ich wegen Corona niemanden bei mir haben.«

Wumm … der letzte Schlag traf mich mit vollem Karacho und zwang mich endgültig in die Knie. Nein, das war definitiv keine positive Nachricht für mich. Eher die schwerste Bratpfanne von allen, die mir da gerade um die Ohren flog. Denn mit diesen Informationen verwandelte sich das imaginäre Hotelzimmer von einem Moment zum anderen in die Gefängniszelle eines vermeintlichen Schwerverbrechers.

Zweimal pro Woche? In meinen letzten beiden Kliniken durften so viele Besucher kommen, wie ich wollte. Auch wenn es täglich mehrere waren. Wie zum Geier sollte das funktionieren mit geschiedenen Eltern, einem Bruder und einer besten Freundin, die in München lebte? Und wie sollte ich bitte die Wartezeit ohne Ablaufdatum hinter mich bringen, wenn das WLAN nicht funktionierte, die Fernseher reif für den Schrottplatz waren und ich nur zweimal pro Woche Besuch bekommen durfte? Mit Blaubeeren zählen?

Meine Stimmung befand sich seit dem Kühlschrank-Hoch im freien Fall und mein zuvor noch ach so motivierter Spruch »Na dann hoffe ich einfach, dass wir das Zimmer jetzt in eine super WG umswitchen können« kam mir plötzlich wie die vorschnelle Reaktion eines kleinen Kindes vor, das sich tierisch über eine quietschgelbe Zitrone freut. Bis es in das saure Obst beißt, das Gesicht verzieht und bitterlich zu heulen anfängt. Genau danach war mir jetzt auch …

Diese Neuigkeiten musste ich in den kommenden Tagen erst mal verdauen und anschließend die ein oder andere kreative Notlösung finden, wenn ich mich in den nächsten Wochen nicht aufreiben und zum Ende hin noch in einem depressiven Loch landen wollte. Ich musste mich mit meiner neuen Gefängniszelle abfinden und akzeptieren, dass das eben die Bedingungen waren, um ein neues Herz zu bekommen. Auch diese Herausforderung würde ich irgendwie meistern. In der tiefen Hoffnung, dass sie nicht allzu lange dauern würde.

Um mir in dieser Zeit selbst vor Augen zu führen, wie viele Tage ich schon erfolgreich gekämpft hatte, schnappte ich mir kurzerhand ein Blockblatt und begann, ein anatomisches Herz zu zeichnen. Drumherum schrieb ich eine endlos wirkende Zahlenreihe. Bei 141 war das Blockblatt voll. Im Anschluss klebte ich es an die Wand neben meinem Fenster und strich jeden Abend vor dem Schlafengehen die nächste Zahl in der Reihe ab. Wie in einer Gefängniszelle. Nur ein bisschen braver – indem ich ein Blockblatt nutzte, statt die Striche in die Wand zu ritzen. Doch so konnte ich rund um die Uhr sehen, wie lange meine Gefängnis-, äh … Wartezeit auf das neue Herz schon andauerte. Und ja, irgendwie half mir das. Wie bei einem Adventskalender freute ich mich wie ein kleines Kind darauf, jeden Tag wieder eine Zahl abstreichen zu können und mir dadurch selbst vor Augen zu führen, wie viel ich bereits geschafft hatte.

Nur das mit dem fehlenden Enddatum kratzte ein wenig an meiner Motivation. Deshalb beschloss ich kurzerhand, dass ich maximal 90 dieser Kästchen abstreichen würde. Spätestens dann hätte ich mein neues Herz. Denn als ich die Ärzte beim Erstgespräch fragte, wie lange ich wohl circa warten müsse, verkündeten sie mir, dass ich mit mindestens sechs Wochen rechnen solle. Hey, da fand ich 90 Tage, also knappe 13 Wochen, eine ganz passable Einberechnung von zu optimistischen Arztprognosen.

Aber um meinen Fokus nicht nur auf das zu richten, was ich schon geschafft hatte, riss ich ein zweites Blatt aus dem Block und begann aufzuschreiben, was ich in meinem zweiten Leben noch erleben will. Welche Länder ich bereisen, welchen Sport ich treiben will und welche besonderen Erlebnisse mein neues Herzchen höherschlagen lassen sollen. Als die Liste fertig geschrieben war, hängte ich sie neben mein Countdown-Blatt. So hatte ich jeden Tag nicht nur vor Augen, dass ich erneut einen Tag meiner Wartezeit geschafft hatte, sondern auch, warum ich diesen und alle weiteren Tage bis zu meinem zweiten Leben meistern möchte und werde.

So vergingen die Tage. Trotzdem langsam. Draußen war es Hochsommer und in unserem Zimmer herrschten gefühlte 40 Grad dank der sonnenverwöhnten Glasfront. Auszuhalten war das nur, wenn wir um sieben Uhr morgens die Rollos runterließen und der Ventilator im Dauerbetrieb lief. Abelina und ich lernten uns währenddessen näher kennen und verstanden uns immer besser. Was sicherlich auch daran lag, dass wir ein gemeinsames Ziel und einen gemeinsamen

Feind hatten. Ohne dass wir Konkurrentinnen waren, weil wir unterschiedliche Blutgruppen besaßen. Wir wollten beide so schnell wie möglich hier rauskommen und endlich wieder leben dürfen. Ohne Einschränkungen, Angst oder Herzrasen. Und unser gemeinsamer Feind, das waren der Oberarzt und der Chefarzt, die uns nicht nur verboten, öfter als zweimal in der Woche Besuch zu bekommen. Nein, weil das nicht ausreichte, führten sie noch eine zweite Regel ein: Unsere Besuche durften dank Corona nicht zeitgleich kommen. Was bei berufstätigen Eltern und Geschwistern, die jeweils eineinhalb bis zwei Stunden Fahrt entfernt wohnten, maximal herausfordernd war. Denn dadurch konzentrierten sich unsere Besuche natürlich meistens auf die Wochenenden. Tja, und weil die eben nur aus zwei Tagen bestanden, gehörte ab dem zweiten Wochenende ein Tag Abelina und der andere Tag mir und einem meiner Elternteile. Der andere Teil musste jedes zweite Wochenende leer ausgehen.

Diese Besuchsregel habe ich bis heute nicht verstanden. Da der jeweils andere Patient beim Besuch ja trotzdem im Zimmer war, konnte man sich bei einem zeitgleichen Besuch potenziell genauso mit Covid anstecken, wie wenn die Besuche hintereinander kamen. Oder denkt sich das Virus: Ja, endlich sind sechs Personen in einem Raum, jetzt kann die Corona-Party starten? Besonders weil unser Besuch ja auch mit einem gültigen Covidtest antanzen musste. Aber gut, das waren eben die Regeln, wenn sie auch keiner verstand. Und es war ja nur zu unserem Wohl, oder wie war das?

Ehrlich gesagt hatte das für mich zu diesem Zeitpunkt überhaupt nichts mehr mit meinem Wohl zu tun – im Gegenteil. Reichte es nicht, dass ich bereits seit fünf Wochen im Krankenhaus lag, zig Untersuchungen, OPs, Defischocks, Todesangst und Ungewissheit, ein stolperndes Herz, keinerlei Privatsphäre und eine ganze Menge Zittern und Bangen über mich hatte ergehen lassen? Ich fühlte mich, als würde mir nun noch das Letzte, was mir blieb, genommen – die starken Schultern um mich herum, die mich in den Arm nahmen und mir immer wieder ein aufmunterndes Lächeln schenkten, wenn es mir nicht gut ging.

Aber auch damit lernte ich in diesen Wochen zu leben. Mir blieb nichts anderes übrig. Oder doch? Ja, es gab tatsächlich noch jemand, der übrig blieb. Ein Mensch, der mir von Tag zu Tag mehr an mein kaputtes Herz wuchs und mir dabei half, im Krankenhausgefängnis nicht den Verstand zu verlieren: meine Leidensgenossin Abelina. Denn mit der Zeit gewöhnten wir uns immer mehr aneinander und begannen uns Stück für Stück zu öffnen. Wir erzählten uns unsere Lebensgeschichten, tragischen Herzmomente und hoffnungsvollen Zukunftsträume. Wenn wir mal einen schlechten Tag hatten, trösteten wir uns gegenseitig und passten aufeinander auf, wenn einer der Herzrhythmen aus dem Takt geriet. Um uns den Krankenhausalltag abwechslungsreicher zu gestalten, bestellten wir uns regelmäßig Essen bei Lieferando oder fuhren eine Weile mit dem Bewegungstrainer für Senioren, der aus zwei Pedalen und einem Tretlager besteht und auf dem Boden abgestellt wird. So sitzt man ganz gemütlich davor in einem Stuhl, während die Beine ohne Widerstand in die Pedale treten. Krasse Sporteinheit, ich weiß. So krass, dass das Herz davon kein einziges Mal etwas mitbekommen hat. Und auch die WLAN-Problematik löste sich schnell, wodurch wir uns während unseres Aufenthaltes mit größtem Einsatz dem Abarbeiten des Netflix-Programmes widmen konnten.

An dieser Stelle sei meinem Handynetzanbieter und unserer Nationalmannschaft herzlichst gedankt. Denn mit Beginn der EM schenkte mir die Telekom plötzlich das Dreifache meiner gebuchten GB-Anzahl plus ein GB für jedes Tor, das unsere Nationalmannschaft im Juni bei der EM geschossen hatte. Und ja, auch wenn sich unsere Nationalmannschaft in diesem Jahr nicht mit Ruhm bekleckert hat, hat ihr Einsatz gerade so bis zum Monatsende für meine missliche Lage gereicht.

Last but not least kümmerten Abelina und ich uns in den gemeinsamen Wochen selbstverständlich um unser abendliches Entertainmentprogramm. Indem wir zum Beispiel einen unserer Esstische zwischen unseren beiden Betten platzieren ließen. Sodass sowohl Abelina als auch ich trotz der kurzen EKG-Kabel daran Platz nehmen konnten. Der Esstisch wurde kurzerhand zum Gamblingtisch umfunktioniert. Wir packten die Brett- und Kartenspiele aus, die uns unsere Eltern ins Krankenhaus gebracht hatten, und begannen zu zocken, während wir uns im Livestream die EM ansahen und Wetten über die Torverhältnisse abschlossen. Natürlich erinnerten wir uns dabei aber auch regelmäßig an unsere Pflichten, wie das stündliche Blutdruckmessen oder das Setzen der Thrombosespritze, die ich mir inzwischen selbst gab. Kurz vor jeder vollen Stunde, gab die eine der anderen ein Handzeichen, damit noch schnell der Arm durch die Manschette des Blutdruckmessgeräts gequetscht werden konnte, bevor sich die Manschette automatisch aufpumpte. Dank packender Torsituationen und Brettspielschlachten ging das aber nicht selten schief und mindestens eine von uns beiden lachte sich kringelig, wenn wir leicht panisch zu den aufpumpenden Blutdruckmanschetten griffen und versuchten, unsere Arme noch rechtzeitig durchzustecken.

Unsere Abende gingen nicht selten bis tief in die Nacht. Ob mit Zocken oder langen Telefonaten mit Freunden oder der Familie. Was nicht weiter tragisch war – am nächsten Tag stand ja nur Warten auf dem Programm. Denn ja, 90 Prozent der Tagesplanung wiederholten sich jeden Tag aufs Neue. Die Spannung war dadurch kaum auszuhalten.

Weckzeit war grundsätzlich um sieben Uhr, wenn die Schwester uns mit den Medikamenten für den Tag und der Stuhlwaage im Schlepptau aus den Träumen zerrte. So gut wie immer endete dieser Tagespunkt mit einem Anschiss für mich:

»Frau Schwab, Sie haben schon wieder abgenommen. Sie müssen mehr essen, sonst wird das bald kritisch. Sie brauchen ein paar Reserven für die Transplantation.«

Herrgott, ja, ich mutierte in diesen Wochen langsam zu einem Mastschwein. Das Nutella stand inzwischen täglich auf dem Frühstücksplan und die Schublade über dem Kühlschrank quoll fast über dank massenhaft Süßkram und Chips. Half aber alles nichts. Bei 47 Kilo zogen die Ärzte die Notbremse. Ab jetzt gab es dreimal am Tag zu den normalen Mahlzeiten Astronauten-Trinkmahlzeiten. 100 Milliliter hatten rund 400 Kilokalorien und schmeckten dazu auch noch richtig mies … aber gut, ich musste schlucken. Den Ärger und die nicht sonderlich appetitliche Plörre. Ich behandelte die hochprozentige Flüssigkeit der etwas anderen Art einfach wie die klassischen hochprozentigen Alkoholshots. Augen zu und runterkippen, danach wird sich mit verzogenem Gesicht geschüttelt. Aber eigentlich wollte ich das positiv sehen. Ich hatte wenigstens keine Trinkbegrenzung wie Abelina. Sie durfte aufgrund ihrer sehr schlechten Herzleistung nur noch maximal einen Liter am Tag trinken. Die Flüssigkeit von Obst und Gemüse eingeschlossen und das bei 40 Grad im Zimmer. Wenn mich Abelina daran erinnerte, während ich die Astronautennahrung runterwürgte, schmeckte sie fast schon ein klein bisschen weniger schlecht.

War der Tagespunkt Wiegen inklusive Anschiss abgehakt, gab es erst mal Frühstück mit der eben erwähnten großen Portion Nutella. Wobei nicht selten das Frühstück von den Ärzten unterbrochen wurde, die ihre tägliche Visite bei uns erledigen wollten. Der Dialog war dabei fast jeden Tag der gleiche:

»Wie geht's, wie steht's, Frau Schwab? Gibt es was Neues?«

»Nein.«

»Bei uns auch nicht, ein Herzangebot gab es leider keines. Frau Schwab, Sie müssen aber mehr essen! Wir sehen uns morgen.«

Damit es trotzdem nicht langweilig wurde und Eurotransplant aktuelle Daten von uns bekam, wurden die Rituale einmal pro Woche um einen Ultraschall und ein glühendes Ohr erweitert. Nein, keine Sorge, Ohrfeigen wurden keine verteilt. Aber eine höllisch brennende Creme, die für das Feststellen des Sauerstoffgehaltes im Blut von den Schwestern auf mein Ohrläppchen geschmiert wurde. Lief es dann wenig später wie ein Feuermelder knallrot an, war der richtige Moment gekommen, um mit einem Piks das nötige Blut abzuzapfen. Nur wehe, man fasste sich in dieser Zeit aus Versehen in die Nähe seines Ohres und bekam damit etwas Creme an die Finger. An denen merkte man nichts davon, aber dafür umso mehr an den Stellen, die man anschließend mit den Fingern berührte. Schussel Tamara probierte das natürlich prompt aus. Halleluja, ich hatte das Gefühl, mein Auge würde verätzt …

Nach dem täglichen Besuch der Ärzte, kam meist die Reinigungskraft, um eines der für mich gelieferten 1565 Päckchen vorbeizubringen. Ein weiteres To-do, das mir meinen Krankenhausalltag ein klein wenig schöner machte. Ob Kleidung, ein Smoothie-Mixer to go oder eine neue Handyhülle. Instagram, Amazon und Co. hatten mich fest im Griff. Meine Shoppinglaune war im Krankenhaus definitiv nicht getrübt – eher im Gegenteil. Schließlich konnte ich mich damit ein wenig ablenken und so ein Päckchen am Morgen war ein kleines Highlight in meinem Krankenhausalltag. Natürlich kam die Reinigungskraft nicht nur, um meine Päckchen vorbeizubringen, sondern auch um jeden Morgen unser Zimmer zu reinigen. Klingt nicht wirklich nach einem To-do für uns. Das war es aber, weil unsere Reinigungskraft perfektes Multitasking beherrschte. Wodurch sie uns täglich beim Putzen mindestens eine Stunde mit ihrem aktuellen Klatsch und Tratsch unterhielt. War das geschafft, hatten wir meist schon unseren Vormittag hinter uns. Denn um halb 12 war Mittagessenszeit. Und hey, ich muss wirklich sagen, das Essen dort war okay. Mit diesen Kochkünsten konnte man gut leben, zumal wir jederzeit noch auf unsere Kühlschrankschätze oder Lieferando zurückgreifen konnten. Das war's dann aber auch schon mit dem Tagesprogramm. Gegen 12 ging es in den Feierabend oder in den Nachmittagsschlaf über, außer die Psychologin kam für ihren wöchentlichen Besuch vorbei.

Die evangelische Seelsorgerin ignorierte mich dagegen konsequent, während sie Abelina besuchte. Das hatte ich davon, wenn ich aus der Kirche austrete, ich ungläubiges Etwas. Habe ich eben keine Predigt darüber bekommen, dass Jesus mir auf meinem Weg beisteht! Ehrlich gesagt glaube ich, dass Abelina mich um die Ignoranz der Seelsorgerin und meine ausbleibenden Diskussionen über Gott sogar ein klein wenig beneidete.

Den restlichen Tag war Selbstbeschäftigung angesagt. Und ich denke, Abelina und ich haben das wirklich großartig hinbekommen. Manchmal fühlte es sich schon fast wie ein Schullandheimzimmer statt einem Krankenzimmer an, wenn unsere Herzen mal ruhig waren und wir uns über die Protagonisten von Netflix-Serien aufregten, gemeinsam durch die neuesten Klatsch-und-Tratsch-Zeitschriften blätterten oder die Zeit im Bett mit Malen und Gesellschaftsspielen verbrachten.

Vielleicht klingt das so, als wären wir gar nicht richtig krank gewesen, wenn wir auf solche Ideen kommen. Doch die Krux war: Solange ich mich körperlich nicht groß anstrengte und mich sofort ins Bett legte, wenn mein Herz plötzlich wieder einen Stolpermarathon hinlegte, ging es mir einigermaßen gut. Solange ich keine Treppen steigen, längere Strecken gehen oder meinen Puls anderweitig in die Höhe klettern ließ, blieb mein Herz halbwegs ruhig. Trotzdem war jederzeit klar, sobald ich mit meinem kaputten Herzen zurück in einen normalen Alltag gehe, würde es keine drei Tage dauern und ich wäre mit einem electrical storm und mehreren Defibrillatorschocks wieder auf dem Weg ins Krankenhaus.

Und natürlich gab es auch Tage, an denen es uns gar nicht gut ging. An denen wir nur dalagen und deprimierende Musik hörten. Stundenlang aus dem Fenster sahen und jeden einzelnen Menschen beneideten, der draußen in der Sonne vorbeilief. Es gab die Tage, an denen wir erfuhren, dass wir erste Herzangebote bekommen hatten, diese aber nicht gut genug waren und wir weiter warten mussten. Tage, an denen Hoffnung und Enttäuschung mit voller Wucht aufeinanderprallten. Und dann gab es auch noch die Momente, in denen mein Herz Aufmerksamkeit brauchte. Von jetzt auf gleich war mein Ruhepuls bei 120 und ich dadurch gar nicht mehr ruhig. Stattdessen machte sich Panik in mir breit. So sehr, dass ich mich nicht mal mehr traute, auf die Toilette zu gehen. Bis die Ärzte sich endlich von mir breitschlagen ließen und mir ein Medikament gaben, von dem ich bereits wusste, dass es meinen Ruhepuls immerhin auf 90 Schläge pro Minute eindampfte.

Besonders während diesen eineinhalb Wochen Stolperei in Sprintgeschwindigkeit freute ich mich jeden Tag aufs Neue, dass mein hyperaktives Herz bald der Vergangenheit angehören würde. Ja, und zuletzt gab es dann noch den ein oder anderen Vormittag, an dem ich versuchte, Abelina aufzupäppeln. Vormittage, die sie über die Zeit hinweg mehr und mehr runterzogen, weil in der Nacht wieder kein Arzt in unser Zimmer kam und ihrer Wartezeit ein Ende setzte. Denn in den meisten Fällen erhalten die Krankenhäuser am späten Abend oder in der Nacht die alles entscheidende Nachricht von Eurotransplant. Was gleichzeitig jeden Morgen, wenn man aufwacht, aufs Neue bedeutete: Dein Leben verspätet sich um einen weiteren Tag …

11. KAPITEL
TOP TEN TO-DOS BEIM DÄUMCHEN DREHEN

Eben schon ein wenig angeteasert, bekommst du hiermit eine große Portion Kreativität und Motivation für aktuelle oder bevorstehende herausfordernde Krankenphasen. Was kann man tun an einem lieben langen Tag im Bett, der nicht vorbeizugehen scheint? Hier sind meine Top Ten To-dos beim Däumchen drehen:

1. Verfasse eine Bucket List. Was willst du unbedingt noch erleben? Was willst du ausprobieren, wenn du wieder die Möglichkeit dazu hast? Und welche Pläne hast du für dein zukünftiges Leben? Das Schreiben einer solchen Liste sorgt dafür, dass du dich weniger mit deiner aktuellen unangenehmen Situation beschäftigst, was dir gerade eh nichts bringt. Stattdessen richten sich deine Gedanken auf die Zukunft und auf eine Menge positive Dinge aus. Das sorgt wiederum dafür, dass du nicht einfach aufgibst, sondern länger durchhältst. Probier's einfach mal aus. Oder fehlt dir die nötige Kreativität? Dann leg dir das Buch *Die Bucket List: 500 Dinge, die man im Leben getan haben muss* von Elise De Rijck zu. Ich bin ehrlich, ich wage zu behaupten, dass das nicht alles Dinge sind, die man unbedingt im Leben gemacht haben muss. Aber einige davon sind tolle Impulse, die einen kreativ werden lassen.

2. Gönn dir! Ob vom Lieferdienst oder den Liebsten, lass dir vorbeibringen, worauf du Lust hast. Krankenhausaufenthalte sind nicht die Zeit, um beim Essen supervernünftig zu sein und nur gesund zu essen. Sondern es sind Zeiten, in denen man sich auch mal was gönnen darf und das Leben ein wenig schöner machen

kann. Und falls du transplantiert werden sollst: Dann lass dir am besten so viel wie möglich von dem bringen, was du bald für eine Weile oder nur mit Einschränkungen essen kannst. Denn ja, nach der Transplantation gibt es strikte Regeln …

3. Und da wären wir beim zweiten »Gönn dir!«. Wenn du schon kein Geld für Kino, Klamotten und Party ausgibst, dann spare wenigstens nicht bei deinem Krankenhaus-Entertainmentprogramm. Deine Patientin des Vertrauens empfiehlt dir mindestens einen Netflix-Account, einen Premium RTL+-Account und Amazon Prime. Das Free-TV-Programm hält ja kein Mensch auf Dauer aus …

4. Wisch dich durch den Tag. Natürlich nur, wenn du Single bist. Lade dir Tinder, Hinge, Bumble und Co. runter und flirte, was das Zeug hält. Das lenkt ab, kann zu ziemlich lustigen Gesprächen führen und wer weiß, vielleicht lernst du am Ende tatsächlich noch deinen Traumboy oder dein Traumgirl kennen. Erste Dates können auch im Krankenhaus stattfinden. Ich spreche aus Erfahrung …

5. Kümmere dich um deinen Körper und deine Seele. Falls du während dem Liegen im Krankenhaus halbwegs fit bist, lass dir Gesichtsmasken, Augenpads und Co. ins Krankenhaus liefern und mach das Zimmer zu deinem eigenen Beauty- und Spasalon. Schließlich will man frisch aussehen, sobald man den ganzen Mist überstanden hat.
   Wenn aber auch Beautyprodukte nicht mehr gegen die Falten ankommen, die dank Schlafentzug durch langes Liegen und Rückenschmerzen schon tiefer als die Silfra-Spalte sind, dann habe ich einen Geheimtipp für dich: Eine Shiatsu-Matte, die ich mir ohne Zögern ins Krankenhaus liefern ließ. Auch wenn sie anfangs unangenehm ist, wirst du nach kürzester Zeit spüren, wie sehr sie deinen verspannten Rücken entspannen lässt und du deine Nächte nicht mehr wälzend und mit Schmerzen hinter dich bringen musst.

6. Dreh deinem Gedankenkarussell den Saft ab. Denn die Kreiselei hat absolut keinen Sinn. Es bringt dir nichts, ständig darüber nachzudenken, wann du endlich aus dem Krankenhaus spazieren kannst oder wann der alles entscheidende Anruf kommt. Wie schmerzhaft der Weg wohl noch sein wird und wie mies doch eigentlich dieses Leben ist. Schluss, Aus, Ende! Denn bringt es dir etwas, wenn du das Gedankenkarussell auf Vollgas weiterlaufen lässt? Nope. Im Gegenteil. Du liegst trotzdem im Krankenhaus und kannst nicht weg. Und deine ständigen Gedanken sorgen dabei nur dafür, dass es sich noch deprimierender anfühlt. Also, aussteigen aus dem Gedankenkarussell und lieber deinen Kopf mit Reality-TV, Tinder und anderen sinnfreien Dingen von der aktuellen Situation ablenken.

7. Mach dich auf die Suche nach den positiven Dingen. Wenn man im Krankenhaus oder zu Hause liegt und das vielleicht monatelang, dann hat man echt die Arschkarte gezogen und es gibt weiß Gott schönere Dinge, die man in dieser Zeit erleben könnte. Letzten Endes hast du aber zwei Möglichkeiten: Entweder du konzentrierst dich in dieser Zeit auf das, was du gerade nicht hast. Oder du fokussierst dich auf die Suche nach schönen Dingen und Momenten, die es auch in solch einer schweren Lebensphase gibt. Selbst wenn sie noch so klein sind, können sie uns die Gefängniszeit im Krankenhaus etwas erträglicher gestalten. Wir müssen sie nur wahrnehmen und uns regelmäßig ins Gedächtnis rufen.
   Meine persönlichen Highlights waren zum Beispiel viele wahnsinnig nette Schwestern und Pfleger, die teilweise zu wahren Freunden wurden. Oder die selbst gekochte Lasagne von der besten Freundin, das Stück Kuchen von Mama und ein paar liebe Briefe von Followern, die mir die Wartezeit versüßten.

8. Dieser To-do-Punkt besteht genau genommen eigentlich nur aus vier Worten, die meiner Meinung nach einen Riesenbeitrag dazu leisten, durchzuhalten und aus einer harten Zeit gestärkt statt vollkommen zerstört rauszugehen: **Hör auf zu jammern!**

Ja, das Leben kann manchmal echt ein Arsch sein und verdammt weh tun. Und es ist auch vollkommen okay, wenn man mal wütend, motzig, verheult, deprimiert oder hoffnungslos ist. ABER du musst da so schnell wie möglich wieder rauskommen und nicht wie ein Jammerlappen jedem auf die Nase binden, wie mies doch dein Leben ist. Damit vertreibst du auf Dauer nicht nur deine Mitmenschen, sondern vor allem deine Motivation und deine Lebensenergie. Kneif die Pobacken zusammen, freue dich auf die Zeit danach und zieh das verdammt noch mal durch. Es ist wie bei einem Marathon. Währenddessen stirbst du tausend Tode und fragst dich, wie du da reingeraten bist. Wenn du dann aber über die Ziellinie läufst, bekommst du von oben bis unten Gänsehaut, weil dir bewusst wird, dass du Unglaubliches geschafft hast und nun endlich Zeit für Erholung auf dich wartet!

9. Passend dazu habe ich noch einen weiteren Tipp für dich in Sachen runterziehen lassen. Denn natürlich solltest du dich nicht selbst demotivieren. Aber mindestens genauso wichtig ist es, dass du dich nicht von anderen runterziehen lässt. Und ich sag dir: In Krankenhäusern oder in Rehabilitationskliniken wimmelt es nur so von Energievampiren. Eben genau die Sorte von Menschen, die weniger Energie haben als ein Putzlappen und mit ihrer Laune und ihren Gesprächsthemen jedem, der nicht bei drei geflüchtet ist, auch noch seine Energie rauben. Halte dich von solchen Menschen fern. Sie sind brandgefährlich für dich und deine Energie, besonders wenn du selbst schon damit kämpfst, nicht im Depriloch unterzugehen.

10. Und last but not least: Den letzten Tipp hätte ich nie für möglich gehalten. Denn eigentlich gehöre ich zu der Sorte Mensch, die sofort ins Gelangweilten-Koma wechselt, wenn im Alltag auch nur ein Hauch von Routine aufkommt. Flexibilität und Spontanität lassen mich fühlen, dass ich lebe.
Umso mehr war ich überrascht, als ich in meiner Wartezeit feststellte, dass mir besonders in dieser Phase Routinen dabei hal-

fen, nicht durchzudrehen. Die wenigen regelmäßigen Tagespunkte ließen mich morgens schon wissen, dass zumindest ein Teil des Tages verplant war und ich nicht wieder 16 Stunden täglich mein Hirn anstrengen muss, um zu überlegen, wie ich nun die Zeit totschlagen kann. Dabei war es vollkommen egal, wie wichtig oder unwichtig diese Routinen waren. Meine waren zum Beispiel Duschen, die neue Folge von *Köln 50667* anzusehen (ein super Format, um sein Hirn so richtig abzuschießen!) und eine Runde mit dem Senioren-Rad zu fahren.

12. KAPITEL
DER KREISLAUF DES LEBENS

11. Juli 2021 – 12. Tag auf der High-Urgency-Transplantationsliste

Mein lieber Heldenmensch,

vermutlich läufst du gerade lebensfroh durch die Welt. Du genießt die Sonne auf deiner Haut, verbringst den heutigen Tag vielleicht mit deinen Freunden, deiner großen Liebe oder mit deiner Familie. Und lebst dein Leben in vollen Zügen. Oder aber du verbringst deine Zeit gerade in der Uni oder bei der Arbeit, bist vielleicht von deinen Kollegen genervt oder den anstehenden Prüfungen und ärgerst dich heute Abend über den Stau, der dich daran hindert, endlich zu Hause anzukommen. Wahrscheinlich lebst du gerade einfach das ganz normale Leben mit all seinen Höhen und Tiefen, wie es die meisten von uns tun.

Und dennoch ist da etwas, was dich aus der Masse herausstechen lässt. Was dich von Millionen anderen Menschen unterscheidet. Eine Entscheidung, die du in deinem Leben vielleicht nur ein Mal getroffen hast und seitdem mit dir trägst. Eine Entscheidung, die an nur einer einzigen Stelle in deinem Leben von Bedeutung ist, aber gleichzeitig dein eigenes Leben nicht mehr beeinflussen wird. Eine Entscheidung, die jedoch für einen anderen Menschen auf dieser Welt das Leben bedeuten wird …

Und zwar für mich.

Auch wenn wir zwei uns nicht kennen und uns auch nie kennenlernen werden, werden unsere Leben in naher Zukunft für immer aneinander gebunden sein. Denn ich weiß, dass in wenigen Wochen oder Monaten deine Zeit auf dieser Welt ablaufen wird. Und doch kann ich es dir nicht rechtzeitig sagen. Du lebst dein Leben wie jeden Tag und ahnst nicht, dass genau dieses Leben bald ein

Ende hat ... Und trotzdem hast du dir darüber schon einmal Gedanken gemacht. Darüber, was mit dir geschieht, wenn das Schicksal entscheidet, dass dein Weg auf dieser Welt enden soll. Du hast dich mit der sichersten Sache des Lebens aktiv auseinandergesetzt: mit dem Tod. Der unweigerlich irgendwann bei jedem von uns anklopfen wird. Weil er zum Leben dazugehört. Du warst mutig genug, dieser Tatsache ins Auge zu blicken. Und vor deinem Date mit dem Tod aktiv eine Entscheidung zu treffen. Eine Entscheidung dafür, dass du dich nicht wie Millionen anderer Menschen mit jedem Zentimeter deines Körpers begraben oder verbrennen lassen möchtest. Sondern, dass dein Tod lieber Leben schenken soll. Leben für Menschen, die du nie kennengelernt hast, aber die ohne deine Nächstenliebe nicht weiterleben könnten. Die ohne deine Entscheidung wie du bald zu kleinen Engeln werden würden. Du hast dich ganz aktiv für das Leben und gegen den Tod entschieden. Indem du dem Tod mit deiner Entscheidung trotzt. Er zwar deine Seele zu sich nimmt, aber er einen Teil deines Körpers noch lange nicht bekommen wird. Genauso wenig wie die Menschen, denen du mit deinem Tod das Leben schenkst. Deine Entscheidung bedeutet wahre Menschlichkeit. Wahre Nächstenliebe. Wahre innere Stärke. Deine Entscheidung macht dich zu einem Menschenheld. Für mich. Für meine Familie und Freunde. Und vielleicht auch noch für viele andere Menschen, denen du ein Leben oder das Leben eines ihnen wichtigen Menschen schenkst.

Mein lieber Heldenmensch, in wenigen Wochen oder Monaten wirst du meine Lebensretterin oder mein Lebensretter. Auch wenn du es nie erfahren wirst. Nie erfahren wirst, welche lebenslange Bedeutung du für eine dir fremde Frau haben wirst. Und welche Dankbarkeit und welch große Liebe sie ein Leben lang für dich empfinden wird. Obwohl sie dich nicht kennt und dich niemals kennenlernen wird. Wie gerne würde ich dir nur ein einziges Mal in die Augen sehen, dich umarmen und mich bei dir persönlich bedanken für deine heldenhafte Entscheidung. Wie gerne würde ich dir meine tiefe Liebe zeigen, die ich schon jetzt für dich empfinde.

Gerade leben wir noch gemeinsam auf dieser Welt, doch nur eine von uns ahnt, dass einer der beiden Wege bald endet und sich der andere dadurch verlängert. Ja, es wird meiner sein, der weitergeht. Allerdings nur, weil du mir in wenigen Wochen oder Monaten dein Herz schenken wirst. Das Organ, von dem so viele überzeugt sind, dass es das Zuhause der Seele und der Inbegriff des Lebens mit all seinen Facetten ist. Und auch wenn es bald das neue Zuhause meiner Seele werden wird, wird es immer auch deines bleiben. Es wird unser Zuhause, in dem wir jederzeit und intensiv das Leben spüren können.

Ich verspreche es dir hoch und heilig. Ich werde dein Herz jede Sekunde in Ehren tragen und ihm und damit auch dir so viele berührende Momente wie nur irgendwie möglich schenken. Denn wenn ich dir für deine ehrenhafte Entscheidung schon nicht persönlich danken kann, dann kann ich es wenigstens tun, indem ich einem Teil von dir noch viele Jahre ein wundervolles Leben ermögliche. Ein Leben, das vollgepackt sein wird mit tiefen Emotionen. Mit ergreifenden Momenten. Und mit Lebensmut, Dankbarkeit und Glück.

Es wird ein Leben, das durch den Tod wieder lebendig wird.

Deshalb gibt es nun für mich nur eine letzte Sache zu sagen, auch wenn du es niemals lesen wirst: Danke! Für die Lebenszeit, die du nach deinem Tod an andere gibst. Für diese wichtige Entscheidung, die du getroffen hast. Und für all die schönen Momente, die du mir mit deinem Herzen auf dieser Welt noch schenken wirst.

Mein Heldenmensch, ich wünsche mir so sehr, dass du deine letzten Wochen oder Monate wirklich LEBST! Und zwar mit allem, was dazugehört – lachen, weinen, schreien, tanzen, genießen, lieben, hoffen und träumen. Und wenn du bald von da oben auf mich runtersiehst, dann hoffe ich, dass du all diese tiefen Gefühle und Emotionen durch unsere besondere Verbindung auch noch viele, viele Jahre durch mich und dein Herz in dir spüren wirst.

13. KAPITEL
AUF LOS GEHT'S LOS

1. August 2021 – 33. Tag auf der High-Urgency-Transplantationsliste

Die Kreuze auf meinem Countdown-Blockblatt vermehrten sich fleißig über die Wochen hinweg und meine Ungeduld wuchs von Tag zu Tag. Knappe vier Wochen waren inzwischen geschafft und die erste Re-Listung stand an. Es war also wieder an der Zeit für eine Portion Adrenalin. Würde dieses Mal alles gut gehen? Mich die Ärzte durchschieben und meine Wartezeit für weitere acht Wochen verlängern? Nur die erste Listung gilt für vier Wochen, alle Re-Listungen verlängern die Wartezeit um das Doppelte. Es könnte aber genauso gut sein, dass die Herren in Weiß sich für ein spontanes und verfrühtes Ende meiner Wartezeit entscheiden. So, wie es eben schon vielen Herzrhythmuspatienten passiert ist. Doch ich durfte aufatmen.

Einen Tag nach dem Re-Listungsantrag erhielt ich von meinem Arzt die positive Rückmeldung von Eurotransplant. Ich durfte auf der Hochdringlichkeitsliste bleiben und in Anbetracht dessen, dass ich wenige Tage zuvor schon mein erstes Herzangebot erhalten hatte, waren die Ärzte optimistisch, dass ich auch keine zweite Re-Listung mehr über mich ergehen lassen müsste. 28 Tage waren geschafft. Doch wie viele Tage fehlten mir wohl noch bis zu der alles entscheidenden Nachricht? Die Antwort auf diese Frage erhielt ich schneller als gedacht.

Es war ein Samstag und Jen besuchte mich. So lieb wie sie war, brachte sie mir selbst gebackene Muffins mit, um mich ein wenig aufzumuntern. Während wir mit Krümeln im Mund über Gott und die Welt quatschten, begann ich irgendwann, mit ihr zu scherzen: »Dein nächster Besuch wird nicht mehr hier sein, sondern im Transplantationszentrum, alles klar?«

Sie lachte und gab ihr Einverständnis. Wir ahnten ja beide nicht im Entferntesten, dass ich mit diesem Scherz voll ins Schwarze getroffen hatte …

Nachdem die Besuchszeit abgelaufen war und sich meine beste Freundin verabschiedete, stand für Abelina und mich das neue Abendprogramm auf dem Plan. Denn wir stellten nach vielen Gambling-Abenden fest, dass es langsam, aber sicher langweilig wurde, immer nur zu zweit die altbekannten Kartenspiele zu spielen. Warum also nicht via FaceTime gemeinsam mit einem weiteren Freund spielen? Kartenspiele waren da natürlich nicht mehr die richtige Wahl, dafür eine Partie Stadt, Land, Fluss der etwas anderen Art. Ja, wir waren nach über vier Wochen Gefängniszelle allmählich auf unserem kreativen Hoch, was die Abendgestaltung im Krankenzimmer anging.

Also riefen wir kurzerhand einen Freund an und entschieden uns statt für die klassischen Kategorien wie Beruf, Stadt und Tier für Begriffe, die man maximal einem Publikum ab 18 Jahren vorlegen hätte können. Nur noch ein Glas Gin Tonic hätte gefehlt, dann wären diese Stunden wohl ein fast stinknormaler lustiger Spieleabend mit Freunden gewesen. Wir kamen aber auch gut mit Cola und Gummibärchen zurecht und amüsierten uns köstlich bei den wildesten Wortvorschlägen unserer Mitstreiter. Wenn jedoch die Vorschläge in wilde Kreativausbrüche ausarteten, war Schluss mit lustig und eine hitzige Diskussion über die Punktevergabe brach aus.

Es war wohl der beste Abend unserer gesamten Wohngemeinschaft auf Zeit. Der beste und der letzte Abend. Doch das ahnte in diesem Moment keine von uns …

Nach zwei Stunden Wortsuchereien und wilden Diskussionen hatten wir drei irgendwann genug. Abelina widmete sich ihrem neuen Telefonflirt und ich quatschte noch eine Runde mit unserem Spielpartner. Ein Abend wie jeder andere auch. Denn meistens endeten sie damit, dass wir bis spät in die Nacht mit der schmerzlich vermissten Außenwelt via FaceTime oder WhatsApp-Call kommunizierten. War ja egal, wenn wir am nächsten Morgen übermüdet um sieben Uhr aus dem Bett geschmissen wurden. Wir hatten ja ab zwölf Uhr nichts mehr vor und konnten uns unserem Second-Schönheitsschläfchen widmen.

Inzwischen war es halb eins in der Nacht und wir schnatterten noch immer fleißig mit unseren Telefonpartnern. Als es plötzlich an der Tür klopfte. Jemand trat ein und machte das Licht an. Es war eine der Assistenzärztinnen. Ich war gerade so in meine Unterhaltung vertieft, dass ich nicht weiter darüber nachdachte. Sicher wollte sie nur noch mal nach dem Rechten sehen oder einer von uns beiden den Hinweis geben, dass ihr EKG nicht richtig angeschlossen war. Doch plötzlich sah sie mich ganz erwartungsvoll an und während mir mein Telefonpartner ausgelassen ins Ohr quasselte, bemerkte ich, wie sie unter ihrer Maske zu lächeln begann.

»Du, warte mal kurz, die Ärztin ist gerade gekommen.« Ich nahm einen meiner AirPods aus den Ohren, bei dem zweiten machte ich mir gar nicht die Mühe, weil ich mir sicher war, dass es nichts sonderlich Wichtiges sein konnte. Ja, da war sie wieder. Meine lange Leitung …

»Ja?«

»Frau Schwab«, die Ärztin grinste mich inzwischen wie ein Honigkuchenpferd an. »Es geht los. Ihr neues Herz ist da!«

Ich sah die Ärztin wie versteinert an. Verstand gar nicht, was sie da gerade gesagt hatte. Fassungslos und fragend wechselte ich den Blick zu Abelina. Doch auch sie sah mich freudestrahlend an, nachdem sie ihren Telefonpartner kurz in die Warteschleife verbannte. Ich blickte wieder zurück zur Ärztin.

»Nee! Das kann nicht sein. Sie haben gesagt, es dauert mindestens sechs Wochen. Und wir haben gerade mal 32 Tage. Nein, nein, nein, das ist unmöglich!«

»Doch, Frau Schwab. Sie müssen packen. Das Intensivmobil ist gleich da und holt sie ab.«

»Nein, das kann nicht sein. Das kann einfach nicht sein.«

Ich fühlte regelrecht, wie meine Gesichtsfarbe sich in Kreideweiß verwandelte, und versuchte, die Worte, die mir gerade gesagt wurden, endlich zu begreifen. Mein neues Herz war da? Meine Wartezeit war offiziell beendet und mein neues Leben sollte in wenigen Stunden beginnen? So schnell? Das konnte nur ein schlechter Scherz sein.

Auch die Stimme aus meinem AirPod, der mir noch im Ohr hing, verstand die Welt nicht mehr: »Was ist los?«

»Ich, äh, keine Ahnung. Ich komm gerade nicht klar. Mein Herz ist da!«

Ich zitterte vor Aufregung am ganzen Körper und nachdem mein Telefonpartner mir seine Glückwünsche mitgeteilt hatte, legte ich auf. Mein krankes Herz pochte wie wild, das EKG schlug im Sekundentakt Alarm: 140 Puls. Puh, das war wohl das erste Mal seit sehr langer Zeit, dass mein Puls nicht aufgrund einer Rhythmusstörung in solche Dimensionen hochkletterte.

Während die Ärztin kurz das Zimmer verließ, ebbte der erste Schock langsam ab und mir schossen die Tränen in die Augen. Ich sah rüber zu Abelina. Ihr tropften ebenfalls die Tränen von den Wangen, während sie mich traurig anlächelte.

Wir nahmen uns fest in die Arme, während sie mir ins Ohr flüsterte: »Hey, du hast es geschafft! In wenigen Stunden beginnt dein neues Leben. Ich freu mich so für dich ...«

»Es tut mir so leid, dass ich früher dran bin!«, schluchzte ich als Antwort zitternd in ihre Haare. Der Emotionscocktail war perfekt. Mir bibberten die Knie vor Angst, die Freudentränen flossen wie eine frisch entsprungene Quelle und gleichzeitig spürte ich tief in mir drin ein schlechtes Gewissen. Ein schlechtes Gewissen, weil ich Abelina in meinen Armen hielt. Abelina, die schon zwei Monate länger als ich in diesem Gefängnis wartete. Die schon ihr ganzes Leben lang mit ihrer Erkrankung kämpfte und nun mit ansehen musste, wie eine andere junge Frau nach nur fünf Jahren Lebenskampf und 32 Tagen auf der Warteliste ein neues Herz bekam.

Wir hatten in den letzten Wochen oft darüber gesprochen: Wie würden wir reagieren, wenn die andere als Erste ihre frohe Botschaft bekommt? Wir waren immer ehrlich zueinander. Sicher, es wäre für beide sehr schmerzhaft, diejenige zu sein, die im Zimmer zurückbleibt. Die weiß, dass sie von nun an alleine weiterkämpfen muss. Alleine einschlafen und aufwachen, ohne jemanden bei sich zu haben, der mit ihr bei Lieferando bestellt, Karten spielt oder sich gemeinsam eine Serie ansieht. Doch wir gönnten es einander. Wir wussten, dass egal welche von uns beiden zuerst dran ist, wir uns aus tiefstem kaputtem Herz füreinander freuen würden.

Plötzlich war da noch ein anderes Gefühl, das sich nach dem ersten Schockmoment immer deutlicher in mir breit machte. Es war Trauer. Trauer, weil diese für mich lebenswichtige Nachricht nur wenige Stunden zuvor das Todesurteil für einen anderen Menschen bedeutete. Für meinen Heldenmenschen, der nun gehen musste. Dem ich noch vor wenigen Tagen vom Krankenbett aus schrieb, dass er oder sie seine letzten Tage in vollsten Zügen genießen solle. Nichtsahnend, wie nah das Ende war.

Ich weiß nicht, wie viele Minuten vergingen, bis ich mich einigermaßen gefangen und auch meine Familie über die Neuigkeiten informiert hatte. Irgendwann kam die Ärztin wieder zu uns ins Zimmer und erinnerte mich daran, dass ich jetzt dringend packen musste. Ich stand vor meiner Tasche und war absolut blank. Schon wenige Tage zuvor hatte ich eine Einpackliste in meinem Handy eingespeichert, um in diesem aufregenden Moment nichts zu vergessen. Nur hatte ich nicht daran gedacht, dass ich vielleicht in diesen Sekunden auch die Liste nicht finden würde. Denn die war plötzlich nicht mehr auffindbar und ich gab nach drei Minuten Suchen auf.

»Abelina, du musst mir helfen! Ich packe jetzt nur Käse zusammen, wenn ich alleine packe.« Ich sah sie mit verheulten Augen und einem Paar Socken in der Hand verzweifelt an.

Sie kam grinsend zu mir rüber und wir begannen meine Tasche zu füllen. Es war unser letzter gemeinsamer Akt, während es vor der Tür schon rumorte. Die Rettungssanitäter mit dem Intensivmobil waren da. Kurz darauf war meine kleine Handtasche gepackt. Mehr durfte ich nicht mitnehmen. Meine übrigen Sachen mussten warten, bis sie mein Vater in den nächsten Tagen abholte. Es klopfte an der Tür und die Rettungsdienstmannschaft trat ein. Ein inzwischen altbekannter Anblick, der nun hoffentlich einer der letzten war.

Bevor mich die Sanitäter jedoch auf der Trage Platz nehmen ließen, sah mich einer von ihnen kritisch an: »Sie haben ja noch gar keinen Zugang!«

Sofort meldete sich die Ärztin unsichtbar hinter der dreiköpfigen Mannschaft.

»Den haben wir noch nie gebraucht! Die Patienten werden immer ohne Zugang zur Transplantation gebracht. Dort brauchen sie ja eh einen zentralvenösen Zugang im Hals und einen arteriellen Zugang.«

»Ja sorry, aber wir sind ein Intensivmobil und da ist es Vorschrift!«

Ach, komm schon, Schicksal! Du gönnst es mir auch nie, dass ich mich einfach mal ganz und gar freuen kann, oder? Immer musst du mir einen bitteren Beigeschmack dazumischen. Herzlichen Dank auch. Ich wusste ganz genau, dass das Zuganglegen nun in einem Drama ausarten würde. Und natürlich behielt ich recht. Wir brauchten fünf schmerzhafte Anläufe und weitere 15 Minuten, bis endlich das Blut durch den venösen Zugang im Arm lief.

»Gut, dann können wir jetzt starten!«

Ich verabschiedete mich von den Ärzten und Schwestern, die ebenfalls mit den Tränen kämpften. Blickte zu Abelina, die mich traurig ansah, und umarmte sie ein letztes Mal, während ich ihr ins Ohr flüsterte: »Wir sehen uns in ein paar Wochen in Großhadern wieder. Nicht Monate später zu Hause, versprochen!«

Ich wusste es einfach. Ich wusste, dass auch sie nicht mehr lange bis zu ihrem entscheidenden Anruf warten musste …

Die Rettungsdienstmannschaft schnallte mich im Krankenhausgang auf die Trage und an das mobile EKG. Mit einer Decke zugedeckt und mit einem letzten Winken Richtung Ärzte und Nachtschwestern, die zum Abschied vor unserem Zimmer Spalier standen, brachte mich das Team zum Rettungswagen. Die Situation hatte etwas von früher, wenn man als Kind nachts von den Eltern geweckt wurde, weil die Familie in den Urlaub starten wollte. Eine innere Aufregung und Vorfreude, die sich zu einer so untypischen Zeit in einem breit machte. Und zugleich hatte es etwas vom Gang zum Galgen oder zur Schlachtbank. Ein letzter dramatischer Abschied. Bevor es zu Ende war … zumindest für mein Herz.

Während wir uns auf den Weg ins LMU Klinikum Campus Großhadern machten, verkaufte ich dem Henkersknecht, ähm, dem Rettungssanitäter noch schnell mein Buch, in dem ich ihm meine Geschichte erzählte. Und so langsam, aber sicher sickerte bei mir durch, was da gerade passiert war. Trotzdem wirkten diese Situation und der Fakt, dass mir in wenigen Stunden mein Herz entnommen und ein neues menschliches Herz eingesetzt wird, das gerade noch in einem anderen Körper pocht, so surreal, dass ich es nicht greifen konnte. Es ist ein Gefühl, das sich auch Monate später fast täglich in mir ausbreitet, wenn ich mir wieder ins Bewusstsein rufe, was für ein Herz nun in mir schlägt …

Als wir in der Klinik ankamen, war es bereits halb 2 Uhr in der Nacht. Die Chirurgin, die uns einmal pro Woche im Wartekrankenhaus besuchte und uns für Fragen zur Verfügung stand, nahm mich in Empfang.

»Frau Schwab, es gibt eine kleine Planänderung. Sie müssen sich leider doch noch ein wenig gedulden.«

Plötzlich zog sich alles in mir zusammen. Die Meldungen an die potenziellen Organempfänger gehen immer schon raus, bevor das Transplantationsteam zum Organspender fährt oder fliegt und sich das Organ vor Ort ansieht. Erst nach deren Einschätzung wird final entschieden, ob das Organ wirklich zum Empfänger passt und die Transplantation durchgeführt werden kann. In seltenen Fällen kommt es daher vor, dass Patienten nach langer Wartezeit die alles entscheidende Botschaft erhalten, um kurz darauf bitter enttäuscht zu werden, weil es ein falscher Alarm war. Eine absolute Horrorvorstellung: Sich erlöst zu fühlen und dann doch wieder auf die Warteliste geschoben zu werden. Wollte mir das Schicksal zum Abschluss tatsächlich noch den schlimmsten Dämpfer von allen verpassen?

»Das andere Krankenhaus hat darum gebeten, dass wir erst morgen gegen Mittag kommen. Sie haben also knapp zwölf Stunden Zeit, bevor es losgeht. Versuchen Sie, eine Runde zu schlafen. Sie werden die Kraft brauchen!«

Ja, ist klar. Ich stöhnte auf. Nach dieser Nachricht war für mich genauso wenig an Schlaf zu denken, wie in einer Achterbahn mit zehn Loopings und fünf Schrauben. War das ein schlechtes Zeichen? Ging vielleicht doch noch etwas schief? Erst gegen Mittag, kurz bevor ich in den OP geschoben werde (oder eben nicht), werde ich final wissen, ob es wirklich klappt. Somit konnte es tatsächlich sein, dass ich nun zwölf Stunden lang vergeblich bibbere. Unendlich viele Gedanken schwirrten gleichzeitig in meinem Kopf umher. Wer schenkt mir da nun in wenigen Stunden ein neues Leben? Wer war diese

Person? Eine Frau oder ein Mann? Was war ihr geschehen? Hatte sie Schmerzen? Oder ging es schnell? Ist sie freiwillig gegangen oder hat das Schicksal zugeschlagen? Wie geht es der Familie in diesen Stunden? Wie wird es nur sein, wenn ich nach der OP aufwache und ein neues Herz in mir pocht? Werde ich mich anders fühlen? Werde ich vielleicht ein anderer Mensch und habe neue Wesenszüge? Wie fühlt sich so ein gesundes Herz nur an? Habe ich plötzlich wieder mehr Kraft und mehr Energie? Und wie schmerzhaft wird die ganze Prozedur sein?

Irgendwann muss ich vor Müdigkeit und Erschöpfung eingeschlafen sein. Zwei, drei Stunden sammelte ich Schlaf, bevor ich von den Schwestern für die üblichen Prozeduren geweckt wurde. Noch fünf Stunden, dann würde ich wohl endlich wissen, ob mein zweites Leben an diesem Tag wirklich beginnen würde. Bis dahin verbrachte ich die Zeit mit letzten Telefonaten mit meinen Freunden, Abelina und meiner Familie. Ich hörte ein letztes Mal all die Songs, die mich bis hierhin begleiteten und alle ihre eigene Geschichte hatten auf meinem langen Weg zur Transplantation. Songs, die mir Mut gaben und das Vertrauen, dass alles gut wird. Und ich machte ein letztes kleines Video. Etwas, was ich schon im Wartekrankenhaus begann, um meine Reise zu dokumentieren.

Doch an diese letzte Aufnahme erinnerte ich mich nach der Transplantation nicht mehr. Ebenso wenig wie an das nächtliche Telefonat mit Peter, einem Freund, der gerade im Urlaub auf Mykonos war. Er rief mich um vier Uhr nachts nach meiner Nachricht in der WhatsApp-Gruppe *Neues Herz für Tami* etwas angetrunken an und gab sich größte Mühe, mir meine innere Unruhe zu nehmen, während sein Kumpel schnarchend neben ihm lag. Mein Hirn radierte wie damals bei meinem ersten plötzlichen Herztod alles aus. Bis auf einen Satz, den ich kurz vor der Transplantation vor der Tür flüstern hörte: »Das Flugzeug ist gelandet!«

Um halb 2 Uhr mittags klopfte es an der Tür und eine Mannschaft an Ärzten betrat mein Zimmer: »Frau Schwab, es gibt gute Nachrichten. Das Herz ist in einem einwandfreien Zustand. Wir starten jetzt!«

Mindestens eine Tonne Steine fiel mir in diesen Sekunden von der

Seele. Doch im nächsten Moment blieben sie in meinem Magen hängen. Ich war so sehr erleichtert, dass ich nicht zurück ins Wartekrankenhaus geschickt wurde. Doch machte sich gleichzeitig pure Angst in mir breit, weil mir endgültig und mehr denn je bewusst wurde: In wenigen Minuten wird mir mein eigenes Herz entnommen und weggeworfen. Um Platz zu machen für ein anderes menschliches Herz und ein zweites Leben. Werde ich danach wirklich aufwachen? Wird alles gut gehen? Oder ist danach alles noch viel schlimmer als in den Jahren zuvor? Ich versuchte, mich ein letztes Mal zu beruhigen und mir immer und immer wieder die Songtextzeilen ins Gedächtnis zu rufen, die mir das Radio vor wenigen Wochen im OP-Saal ins Ohr geträllert hatte …

Don't you worry, don't you worry, child
See heaven's got a plan for you.

Es ist so weit! Der Plan wird endlich in die Tat umgesetzt. Und ich darf vertrauen. Ich schickte eine letzte Nachricht an meine Liebsten: Es geht los! Ein letztes Mal zog ich mein altbekanntes schickes Kleidchen mit XXL-Rücken-Po-Ausschnitt an, ging auf die Toilette, verräumte mein Hab und Gut im Beistelltischchen und wartete im Bett liegend darauf, abgeholt zu werden. Während die Ärzte in der Spenderklinik gerade dabei waren, das Herz zu explantieren, erschien bei mir der Pfleger und brachte mich mit dem Bett nach oben zu den OP-Sälen. Ich war so schrecklich nervös, dass wir auf dem Weg dorthin einen erneuten kurzen Pipi-Boxenstopp einlegen mussten, bevor der Pfleger mich in einen Raum schob, in dem einige Ärzte auf mich warteten. Ich war irritiert. Irgendwie sah dieser Raum gar nicht wie ein Operationssaal aus.

Es war auch nur ein Zwischenstopp, wie ich kurz darauf erfuhr. Die Ärzte mussten mir noch einen arteriellen Zugang legen. Mein persönliches Massaker. Und zwar jedes Mal. Bereits damals auf der Halligalli-Station versuchten die Ärzte ihr Glück und scheiterten kläglich trotz Betäubung meines Armes und endlos vielen Stocherversuchen. Das Ergebnis war lediglich ein fetter blauer Fleck, der mir drei Wochen als Andenken blieb.

Und natürlich war es dieses Mal wieder das Gleiche. Wir brauchten unzählig viele Versuche bis die Ärzte endlich ihren goldenen Schuss hatten. Treffer versenkt. Der Schlauch wurde noch am Arm festgenäht und dann war es endgültig Zeit, sich zu verabschieden. Der Anästhesist spritzte das Narkosemittel in meine Venen und ich merkte, wie ich schläfrig wurde und mein Kopf langsam zur Seite kippte, während ich mich ein letztes Mal von meinem eigenen kaputten Herzen verabschiedete. Für immer …

14. KAPITEL
MUTMACH-SONGS FÜR BESONDERS HARTE ZEITEN

Wie bereits erwähnt, hat Musik eine ganz besondere Bedeutung für mich. Viele Songs geben mir mit ihren Melodien und ihren Texten Mut, Kraft und Inspiration. Wenn ich Zeit brauche, um zu mir zu finden, mein Herz zu öffnen oder meine Kräfte zu mobilisieren, dann greife ich meist als Erstes zu meinen Kopfhörern. Und genau so war es auch in der Zeit meiner Transplantation. Viele Songs gaben mir währenddessen viel Hoffnung. Viel Energie. Viel Glaube an mich selbst. Und andere Songs wurden wie durch Zufall zu Moment-Ankern. Höre ich heute diese Lieder, fühle ich mich sofort zurückversetzt in die jeweilige Situation, in der ich den Song hörte. Musik hat wahnsinnig viel Kraft. Kraft, die sie an uns weitergibt, wenn wir es zulassen und uns darin verlieren. Und ich möchte dir diese Kraft weitergeben. Mit meiner ganz persönlichen Transplantationsplaylist, die u. a. viele Lieder enthält, die einem Mut machen, Energie geben und uns dabei helfen, an das gute Ende zu glauben. Probiere es einfach mal aus und hör dabei tief in dich hinein … Die Playlist findest du natürlich auch auf Spotify unter meinem Buchtitel.

1. Don't Stop Believin' – Journey
2. Don't you worry child – Swedish House Mafia & John Martin
3. Held – Jonas Monar
4. Alles geht vorbei – Knappe
5. Stronger (What Doesn't Kill You) – Kelly Clarkson
6. Mi fai impazzire – Blanco & Sfera Ebbasta
7. Helden gesucht – Thomas Godoj
8. Fighter – Christina Aguilera
9. Circle of Life – Elton John

10. Leben vor dem Tod – Sido & Monchi
11. Fighter – Royal Deluxe
12. Parlami – Fasma & GG
13. Burning Fire – Camino
14. You'll Be In My Heart – Phil Collins
15. So perfekt – Casper & Marteria
16. Wenn Zufall Schicksal wird – Kuult
17. All my days – Alexi Murdoch
18. Perfectly imperfect – Declan J Donovan
19. Where are you now – Lost Frequencies & Calum Scott
20. Notti In Bianco – Blanco
21. My Own Way – Natia Todua
22. Durch die schweren Zeiten – Udo Lindenberg
23. Friendships (Lost My Love) – Pascal Letoublon & Leony
24. Kämpferherz – Puls
25. Fight Song – Rachel Platten
26. Wenn das Schicksal trifft – Kontra K
27. An Wunder – Wincent Weiss
28. Kämpferherz – Pietro Lombardi
29. Warrior – Demi Lovato
30. Auf uns – Andreas Bourani
31. Better Days – OneRepublic
32. Du kannst das – Max Giesinger
33. Feuerwerk – Wincent Weiss
34. Leicht – Lina
35. Licht in uns – Benne
36. Glaub an Dich – Laith Al-Deen
37. Mach dich groß – Sascha Seelemann
38. If You Believe – Strive to Be & Patch Crowe
39. Rise – J. Pollock & Tony Lucca
40. Fight Till the End – Shangrii-La

15. KAPITEL
MACH'S GUT, MEIN HERZ!

Es war ein komisches Gefühl, das sich Stück für Stück in mir breit machte. Immer stärker, umso näher die OP rückte. Bis kurz davor konnte ich dieses Gefühl nicht zulassen. Habe es verdrängt, in irgendeiner Ecke ganz tief in mir drin. Fest verschnürt in einer Kiste, damit es auch ja nicht seinen Weg nach draußen findet und mich plötzlich übermannt. Doch umso weiter der Zeiger auf der Uhr in meinem Krankenzimmer wanderte, umso lockerer wurden die Seile, die ich fest um diese Kiste geschnürt hatte. Und dieses seltsame Gefühl fand langsam, aber sicher seinen Weg nach draußen. An die Oberfläche. Nicht mehr unterdrückbar. Außer Kontrolle. Außer meiner Kontrolle.

Es war so weit. Für diesen einen Moment, den ich schon so oft in Gedanken durchgespielt hatte. Diese eine Situation, in der ich nicht zwischen zwei Stühlen, sondern zwischen zwei Herzen stand. Zwei Herzen, die sich zum gleichen Zeitpunkt nicht ähnlicher und nicht verschiedener hätten sein können. Sie waren fast gleich groß, gleich schwer, vermutlich in einem ähnlichen Alter und es floss Blut derselben Blutgruppe durch sie hindurch. Und doch waren sie so verschieden. Das eine von Narbengewebe durchzogen. Verdickt. Schwach. Nicht mehr zuverlässig. Kaputt.

Das andere kräftig. Gesund. Rhythmisch und voller Lebensenergie. Der größte Unterschied war allerdings, dass das gesunde Herz ein Fremdes war. Ein Herz, dem ich noch nie begegnet bin und von dem ich nicht weiß, wie es tickt. Und das Kranke, es war mein eigenes. Das Herz, mit dem ich geboren wurde. Das unzählig viele Erlebnisse und Momente in sich trägt. Momente, die mich verzauberten, für ein riesengroßes Lächeln in meinem Gesicht sorgten und mein Herz zum Strahlen brachten. Aber auch Momente, die wehtaten, eine Menge Tränen kosteten und mich verzweifeln ließen. Ja, dieses Herz hütete tief in sich drin eine Schatzkiste. Eine Schatzkiste voll mit Momenten, Gefühlen und Erfahrungen, die man alle zusammengenommen Leben nennt.

Nun war aber der Zeitpunkt gekommen, in dem ich dieses kaputte Herz, das in sich die Schatzkiste Leben trägt, ein für alle Mal hergeben sollte. Nein, nicht nur hergeben. Ich sollte es entsorgen. Austauschen. Auf den Müll werfen und damit Platz für ein anderes Herz machen. Ein fremdes Herz. Das zwar eine Schatzkiste mit sich trägt. Aber eine Schatzkiste, die für mich immer verschlossen bleiben wird. Wie ein undurchdringbares Geheimnis bestehend aus Erlebnissen, Erfahrungen und Emotionen. Ganz tief in mir drin. Für immer. Doch auch wenn dieses neue Herz unlösbare Geheimnisse mit sich bringt, bedeutet es Leben. Bedeutet es neue Momente und neue Gefühle. Es ist mein Weg in die Zukunft. Während mein eigenes Herz die unvermeidbare Sackgasse ist.

Vermutlich gibt es keine andere Situation auf dieser Welt, in der Gegensätze und Gemeinsamkeiten, Angst und Mut, Ende und Neuanfang, Trauer und Freude so nah beieinanderstehen wie in dieser. Vermutlich ist sie deshalb so schwierig zu begreifen. Für Außenstehende, wie auch für den Menschen, der mitten in dieser Situation steckt. Doch egal, ob sie begriffen wird oder nicht, sie ist und bleibt die einzige Option. Die einzige Option für inneren Frieden. Und für das Leben.

Mein liebes Herz,

du hast mir 28 Jahre Leben geschenkt. 28 Jahre, in denen du viel miterleben musstest. Viel Trauer, Verlust, Verzweiflung, Einsamkeit, Wut und Schmerz. Aber auch viel Freude, Glück, Dankbarkeit, Faszination und tiefe Liebe. Gemeinsam starteten wir in dieses Leben. Wurden zusammen groß, fanden Freunde und machten eine Menge Blödsinn. Wir freundeten uns mit der Welt an und ließen uns von so vielen Dingen, die uns begegneten, faszinieren. Wir boxten uns durch das Abitur, um anschließend stolz auf der Bühne das Zeugnis in der Hand zu halten. Und um kurz darauf gemeinsam das Elternnest zu verlassen, um andere Orte als neue Heimat zu entdecken. So reisten wir zusammen vier Monate durch die Steppe Australiens, liefen mitten in der Nacht an Stränden entlang und saßen gemeinsam im tiefroten warmen Sand im australischen Outback, während wir den atemberaubenden Sonnenuntergang genossen. Wir kämpften uns gemeinsam durch schwere Verluste und fühlten tiefe ehrliche Liebe, wenn uns mit größter Wucht bewusst wurde, welch kostbare Menschen uns auf unserem Weg begleiten und wie dankbar wir für dieses Leben sein können.

Ja und nicht zuletzt kämpften wir gemeinsam unsere beiden größten Kämpfe: unsere Speed-Datings mit dem Tod. Aus denen wir gemeinsam als Gewinner hervorgingen. Als Gewinner einer zweiten und dritten Chance, um auf dieser Welt weiterleben zu können und die zusätzlich gewonnene Lebenszeit mit vielen weiteren Abenteuern, Momenten voller Liebe und einer Menge Erfahrungen zu füllen.

Doch wenn ich ehrlich bin, hatte ich gerade zu dieser Zeit das Gefühl, dass du mich im Stich lässt. Dass nur ich zurück zum Leben möchte. Und du keine Lust auf mehr Lebenszeit hast. Ja, immer wieder spürte ich diesen Gedanken in mir aufkommen: Die Speed-Datings mit dem Tod wären nie geschehen, wenn du einfach weiter für mich da gewesen wärst. Treu an meiner Seite, wie ein Teampartner das eben tut. Doch stattdessen fühlte es sich so an, als wäre ich betrogen worden. Als wäre mein Vertrauen missbraucht worden. Aber nicht von irgendeiner Person in meinem Leben. Bei der man sagen würde: Ja, es tut weh. Aber du kannst auch ohne sie leben. Nein, ich hatte in dieser Zeit das Gefühl, ich wurde von mir selbst betrogen. Von dir. Tief in mir drin. Und das Schwierige daran war: Ich konnte nicht ohne dich leben. Ich musste mit dem Vertrauensbruch weitermachen. Mit dem Gedanken, dass du mich jederzeit erneut im Stich lassen könntest und ich dir hilflos ausgeliefert bin.

Also war ich sauer auf dich. Enttäuscht. Wütend. Du warst nicht mehr mein Herz. Meine Schatzkiste voller Erinnerungen und Emotionen. Sondern mein Teufel in der Brust. Und ich glaube, auch heute stecken diese Gefühle noch in mir. Selbst wenn ich inzwischen weiß, dass du nicht anders konntest. Du konntest nicht für mich da sein. Weil du schlicht und ergreifend krank warst. Zu krank, um mein verlässliches Herz zu sein.

Doch weißt du, wenn wir zwei so weitermachen, dann wird für uns beide bald der Weg zu Ende sein. Wenn ich an dir festhalte, dann fliegen wir gemeinsam in den Himmel. Aber das geht nicht – ich habe noch zu viel vor hier auf dieser Welt.

Deshalb ist es nun so weit. Ich sage dir endgültig »Mach's gut« und hoffe, wir sehen uns irgendwann wieder. Irgendwann, aber so spät wie möglich. Damit ich meine Schatzkiste, die du mir dagelassen hast, noch mit unzählig vielen weiteren Momenten, Emotionen und Erfahrungen füllen kann. Denn erst wenn sie randvoll ist, kann ich sie für immer schließen …

16. KAPITEL
HEY, FREMDES HERZ IN MEINER BRUST!

4. August 2021

Was sind wohl die ersten Worte, die man nach einer Herztransplantation und damit zu Beginn eines neuen Lebens sagt? Vielleicht ein pathetischer Satz wie »Wow, ich habe überlebt«? Ein »Ich bin zurück im Leben« oder vielleicht eher ein »Ich fühle mich wie neugeboren!«? Würde sicher beeindruckend klingen. Dramatisch. Ausdrucksstark. Und ergriffen.

Mein Kopf hatte sich stattdessen aber etwas anderes Kreatives ausgedacht. Ebenfalls ausdrucksstark, dramatisch und durchaus prägend. So prägend, dass ich es wohl nie vergessen werde, mit welchem Wort ich mein zweites Leben begann und meinem Arzt für seine tolle Leistung dankte: »Fuck!«

Kurz, knapp und meinen Gemütszustand treffend auf den Punkt gebracht. Das war die grandiose Wortauswahl meines noch etwas lädierten Gehirns, als ich nach der Transplantation langsam aus der Narkose erwachte und mich der Arzt nach meinem Befinden fragte.

Wow. Was für ein niveauvoller Start in mein neues Leben … Das war wirklich eine Glanzleistung von mir. Definitiv schäme ich mich bis heute in Grund und Boden für meine Wortwahl. Auch wenn ich zu meiner Verteidigung erwähnen muss, dass mein Redefluss durch das restliche Narkosedelirium noch nicht wieder unter meiner vollen Kontrolle war. Ich schätze, meine rechte Gehirnhälfte, die für Affekte und Automatismen zuständig ist, war ein wenig früher wach als mein Präfrontaler Kortex, der solchen emotionalen Ausbrüchen Einhalt geboten hätte.

Im Gegensatz zu den Teilen im Gehirn, die für die Schmerzempfindung zuständig sind. Die waren sofort hellwach. Zu meinem Leidwesen. Denn kaum war ich halbwegs bei Sinnen, spürte ich, dass so gut wie jeder Zentimeter an mir weh tat. Wenn ich versuchte, meinen Kopf anzuheben, durchzuckte mich sofort ein stechender Schmerz am Hals. Mein Rücken brachte mich schier um, weil ich vermutlich seit Ewigkeiten in ein und derselben Stellung im Bett lag. Und dann war da dieser ungeheure Schmerz an der Brust, der es mir schwer machte zu atmen. Geschweige denn klar zu denken … Also hatte ich meinen Arzt mit meiner freundlichen Begrüßung erst mal in die Flucht geschlagen. Wodurch nur noch mein Pfleger übrig blieb, der ab meinem grandiosen Start ins neue Leben so einiges mit mir aushalten musste.

Wie ein mittelloser Drogenjunkie seinen Dealer um den nächsten Trip anbettelt, quengelte ich meinen Pfleger im Sekundentakt nach der nächsten Dosis Schmerzmedikamente an. So lange, bis er irgendwann entnervt nachgab und die nächste Runde springen ließ. Wenigstens für eine Stunde hatte er dadurch seine Ruhe, bis ich mit dem nächsten Jammerblock begann. Denn schließlich gab es weitere Problemchen, mit denen ich zu kämpfen hatte. Seit dem Aufwachen sah ich die Welt nur noch wie Harry Potter ohne seine Brille und gleichzeitig verspürte ich einen Brand wie nach der exzessivsten Partynacht in meiner Studentenzeit. Wie ein halb verdurstetes Rind hätte ich am liebsten meinen Kopf in einem Wassertrog versenkt und ihn innerhalb von zwei Minuten geext.

War aber wohl nicht nötig, wie ich später erfuhr. Denn an Wasser mangelte es meinem Körper nicht. Rund sechs Liter davon waberten neuerdings in meinem Gewebe herum. Ein Überbleibsel der Operation bedingt durch das Anschließen an die Herz-Lungen-Maschine. Und ja, das sah man auch … Ich machte dem Michelin-Männchen Konkurrenz – und das wochenlang, bis die sechs Liter endlich ausgepinkelt waren. Um die Prozedur noch ein wenig zu beschleunigen, gaben mir die Schwestern und Pfleger Diuretika. Medikamente, die die Harnproduktion ankurbeln, damit mein Körper die Wasseransammlungen schneller ausschwemmt. Kurzum: Es war zu viel Wasser in meinem Körper. Die Ärzte wollten es loswerden. Und deshalb durfte nicht mehr viel neues Wasser dazukommen. Was bedeutete, dass ich für die ersten Tage auch eine Trinkbegrenzung hatte. Eine ganz neue Erfahrung, auf die ich getrost verzichten konnte. Zu viel

Flüssigkeit war noch nie mein Problem. Viel eher, dass ich das Trinken im Alltag regelmäßig vergaß. Doch nun hatte ich plötzlich eine Sahara in meinem Mund, die mich rund um die Uhr nach Wasser lechzen ließ.

Somit wünschte ich mir in den ersten Tagen meines zweiten Lebens eigentlich nur drei Dinge: Wasser, Schmerzmittel und Schlaf. Denn auch wenn ich eine ganze Weile geschlafen hatte, war ich derart müde, dass ich mich an meinen ersten beiden Tagen regelmäßig nach fünf Minuten Quengelei erneut ins Land der Träume verabschiedete – egal ob jemand mit mir sprach oder nicht.

Und das passierte mir leider auch, als ich einige Stunden nach dem Aufwachen meinen allerersten Besuch bekam. Obwohl diese Begegnung vermutlich zu den schönsten und magischsten Momenten meines gesamten Lebens gehören wird. Ja, sie war in der Tat magisch. Wie die Songtextzeilen, die während meiner Defibrillator-OP aus dem Radio trällerten.

Es war wieder einer dieser ganz besonderen Zufälle, die einfach viel zu perfekt waren für eine unabsichtliche Begegnung. Ein guter Freund sagte mal zu mir: »Es gibt keine Zufälle. Es fällt dir zu, was fällig ist.« Und ja, vielleicht ist es wirklich so. Vielleicht war nach all der Dramatik in den vergangenen Jahren nun ein wenig Kitsch fällig. Kitsch, der mir noch heute Gänsehaut am ganzen Körper und ein Lächeln ins Gesicht zaubert. Weil ich nicht glauben kann, welch besonderer Moment mir da in den ersten bewussten Stunden meines zweiten Lebens geschenkt wurde. Auch wenn ich traurigerweise dabei einschlief, statt ihn in vollen Zügen genießen zu können. Doch trotz des kognitiven Ausfalls brannte sich dieser Moment in mein Gedächtnis ein … Unglaublich. Unvergesslich. Und unfassbar schön.

»Hey Tamara, kennst du mich noch?«

Ich sah verschlafen und mit schmerzverzerrtem Gesicht in ein verschwommenes männliches Augenpaar, das mich freundlich anlächelte. Mit Müh und Not versuchte ich die Person trotz meiner aktuellen Sehschwäche zu erkennen. Über den Augen konnte ich rot-bräunliche Haare erahnen und unterhalb der Augen eine Maske. Mein Blick wanderte weiter nach unten. Doch dort erkannte ich nur das typische dunkelgrüne Ärzte- und Pflegeroutfit, mit dem jeder in diesem Krankenhaus rumlief.

»Nee. Keine Ahnung! Wer bist du?«, fragte ich, während mir schon wieder die Augen zufielen. Egal, ich sah ihn eh nicht scharf. Und hier auf Station konnte es ja keine mir bekannte Person sein … dachte ich zumindest.

»Ich bin's, Dominik. Einer der Medizinstudenten, die dich damals im Fitnessstudio reanimiert haben!«

Moment, stopp. Ganz langsam. Was hatte der Typ da gesagt? Mit größter Mühe öffnete ich meine Augen und musterte den Mann vor mir. War das eine schmerzmittelbedingte Fata Morgana oder hatte dieser Rotschopf mit Maske und Arztoutfit gerade tatsächlich gesagt, er wäre einer meiner Schutzengel?

»Hä? Was machst du denn hier?«

Dominik grinste: »Stephan hat mir vor ein paar Wochen erzählt, dass du hier ein neues Herz bekommen sollst. Ich bin gerade in meiner Facharztausbildung zum Kardiologen und habe intern verfolgt, wann es endlich für dich so weit ist. Ich habe dich gestern schon besucht, aber da warst du noch intubiert. Umso schöner, dass ich dich nun wach erwische.«

Ja, ich war tatsächlich ausnahmsweise mal anwesend. Doch leider nur für diese wenigen Minuten. Trotz meiner Fassungslosigkeit über dieses außergewöhnliche Wunder, schlief ich genau in diesem Moment wieder erschöpft ein. Zu anstrengend war der Weg in mein neues Leben. Zu viele Medikamente waren gerade noch in meinem Körper unterwegs, um diesem außergewöhnlichen Moment seine verdiente Ehre erweisen zu können.

Als ich aufwachte, war mein Schutzengel verschwunden. Und auch erst ein paar Tage später wurde mir richtig bewusst, was da geschehen war. Dieser Mensch, der mir gemeinsam mit vier anderen Menschen dreieinhalb Jahre zuvor im Fitnessstudio mit einer 45-minütigen Reanimation das Leben rettete, hatte sich dazu entschieden, Kardiologe zu werden. Ausgerechnet in dem Krankenhaus, in dem ich mein neues Herz erhalten sollte. Und dann erfuhr er auch noch zum richtigen Zeitpunkt von diesem wahnsinnigen Zufall und besuchte mich in den ersten Stunden meines Wachwerdens?

Ja, dieser Moment und dieses Erlebnis waren magisch. Als hätte mir das Schicksal für den wichtigsten Schritt meines Lebens wieder einen meiner Schutzengel an meine Seite gestellt. In meine unmittelbare Nähe. Um mir damit erneut und unmissverständlich zu zeigen, dass ich vertrauen darf. Dass es einen Plan gab und meine Geschichte gut ausgehen würde. Dass dieser Weg genau der Weg war, den ich gehen sollte, weil er mich zu Gutem führt. Und gleichzeitig gab mir das Schicksal mit dieser Begegnung Kraft. Wahnsinnig viel Kraft, um mich ein letztes Mal zurückzukämpfen. In mein zweites Leben …

Doch bevor ich damit starten konnte, musste ich etwas klären. Eine vermeintliche Nebeninfo, die mir von meinem Gespräch mit meinem Schutzengel im Kopf hängengeblieben war: »… ich habe dich gestern schon besucht, aber da warst du noch intubiert.«

Wenn Dominik gestern schon bei mir war, wie lange hatten denn dann die Transplantation und die Narkose gedauert?

Der nächste Pfleger, der ins Zimmer kam, verriet es mir. Und ich traute meinen Ohren kaum.

»Ja, es ist Mittwochabend!« Mittwochabend? Die Transplantation begann Sonntagmittag. Vor über drei Tagen. Was zum Henker war in der Zwischenzeit passiert?

»Die OP hat nur knapp vier Stunden gedauert. Aber dein neues Herz war wohl einen Tick größer als dein altes Herz und deine Organe durch den Eingriff geschwollen. Deshalb mussten wir dich mit offenem Brustkorb knappe drei Tage im Koma lassen. Bis die Schwellungen zurückgegangen sind und die Ärzte dich zunähen konnten.«

Schockiert sah ich den Pfleger an. Das war echt ein schlechter Scherz. Am liebsten hätte ich ihm gleich den Tipp gegeben, einen Kalender mit dem Jahr 2023 aufzuhängen, dann hätte er den Spaß noch weitertreiben können.

Es war aber kein Scherz. Wie mir kurz daraufhin der Arzt bestätigte. Aus einem schnellen »Wir tauschen Ihr Herz aus« wurde tatsächlich ein dreitägiger Komaausflug mit offenem Brustkorb und einer ganzen Menge Narkosemitteln. Nun verstand ich auch die starken Schmerzen am Hals, wenn ich meinen Kopf anzuheben versuchte. Die Muskeln waren vom Überstrecken während der dreitägigen Intubation gereizt. Und die Rückenschmerzen waren mit dieser Info natürlich auch erklärbar. Holla die Waldfee, darauf war ich nicht vorbereitet. Mir ist nie erzählt worden, dass so was passieren kann. Mit offenem Brustkorb mehrere Tage auf der Intensivstation rumzuliegen, klang irgendwie ganz schön brutal ... Wenn auch die Redewendung »offenherzig sein« damit eine ganz neue Bedeutung bekam. Ich gewährte ... tiefe Einblicke und das ununterbrochen über mehrere Tage hinweg. Wie das wohl aussah? Puh, die Vorstellung ging mir wahrlich unter die Haut. Hach, wie ich diese Wortspiele liebte.

Doch wie fühlte es sich jetzt eigentlich an, da unter der Haut? Durch all die Schmerzen, meinen besonderen Besuch und meine ständigen Dornröschenschlafmomente kam ich noch gar nicht dazu, mich mit der allergrößten Neuigkeit auseinanderzusetzen.

Also schloss ich meine Augen und hörte tief in mich hinein. Nahm wahr, wie etwas unfassbar stark und regelmäßig in meiner Brust pumpte. So stark, dass es sich schon fast anfühlte, als würde es gegen meinen Brustkorb schlagen. Mit voller Wucht trafen mich in diesen Sekunden meine Emotionen und die erste Träne lief mir von den Wangen. »Hey Herzchen, ich freu mich, dich kennenzulernen. Dich nun bei mir zu haben. Aber ein klein wenig Angst machst du mir mit deinem starken Pumpen.«

Denn ich kannte das noch aus der Vergangenheit. Diesen starken Herzschlag. Er bedeutete früher immer Gefahr für mich. Weil ich mein altes Herz meistens nur so stark spürte, wenn es zu schnell schlug. Zu schnell, weil es eine gefährliche Rhythmusstörung hatte. Doch dieses Pumpen war anders ... Es war langsam und so regelmäßig. Neugierig blickte ich auf den Monitor neben mir. Ich hatte eine Herzfrequenz von 75 Schlägen pro Minute und die EKG-Ausschläge sahen aus wie aus dem Kardiologen-Bilderbuch. Fasziniert sah ich dem weißen Strich zu, der auf dem Bildschirm von links nach rechts wanderte und dabei in regelmäßigen Abständen nach oben ausschlug, um sich kurz darauf wieder zur Nulllinie zu bewegen. Ich schloss meine Augen und hörte einfach nur meinem neuen Herzen zu ... Bum-bumm, bum-bumm, bum-bumm. Während mir weiter die Tränen von den Wangen liefen.

Was war das nur für ein Wunder, das mir geschehen war? Ein so besonderes, bedeutendes und so unglaubliches. Es schlägt das Herz eines fremden Menschen in mir. Den ich nicht kenne und nie kennenlernen werde. Und trotzdem rettete er mir das Leben. Mit seinem Herzen. Doch fühlte ich mich dadurch nun anders? Ich hörte erneut in mich hinein. Und spürte tatsächlich etwas, das neu war. Nur ein einziges Gefühl. Das aber plötzlich wahnsinnig stark war und noch heute dafür sorgt, dass ich Gänsehaut am ganzen Körper bekomme oder mir unvorbereitet Tränen in die Augen schießen. Ein Gefühl, das mit keinem Geld der Welt zu bezahlen ist, aber vermutlich unser wahres Glück in seiner tiefsten Form bedeutet. Es war Dankbarkeit. Dankbarkeit meinem Heldenmenschen und dem Leben gegenüber. Ein Gefühl, das wohl in unserer Welt eines der schönsten ist. Wenn man es intensiv und mit jeder Faser seines Körpers spürt.

Meine Gefühle überwältigten mich regelrecht in der ersten Woche meines zweiten Lebens. Ein wahrer Emotionscocktail brach über mir herein. Nicht nur die schönen Gefühle wie Dankbarkeit, Lebensmut und Hoffnung spürte ich Tag für Tag in mir. Auch viele negative Emotionen häuften sich im Laufe des Tages an. Denn obwohl mein neues Herz ganz regelmäßig und stark in meiner Brust pumpte, war die erste Woche nach der Transplantation extrem hart. Ich fühlte mich nicht wie ich selbst. Sondern wie eine überfahrene Marionette auf Drogen. Hatte rund um die Uhr am ganzen Körper Schmerzen und hielt es ohne Medikamente kaum aus. Und damit meine ich keine Ibus oder Novamin, sondern die Königsklasse der Schmerzmittel: Opiate.

Tagein, tagaus lag ich auf dem Rücken und konnte meinen Kopf nicht eigenständig heben. Geschweige denn mich selbst aufrichten. Insgesamt neun Kabel und Schläuche steckten in und an meinem Körper: Ein rund ein Zentimeter dicker Drainageschlauch in meinem Bauch, der Wundflüssigkeit von innen über die Haut nach außen in eine Sekretsammelkammer ableitete, ein Blasenkatheter zwischen den Beinen, ein arterieller Zugang im Handgelenk und ein zentralvenöser Katheter im Hals. Zudem war ich mit einem Kabel, das neben meinem neuen Herzen lag und über die Haut nach außen führte, mit einem externen Schrittmacher verbunden. Zur Sicherheit, falls das Herz doch mal langsamer schlagen sollte und Unterstützung brauchte. Eine Menge EKG-Pads klebten mir an den wenigen freien Stellen auf meiner Brust, ein Schlauch für die Sauerstoffversorgung hing mir in den Nasenlöchern und ein Pulsoxymeter am Finger. Die Schleusen in den Leisten von der Herz-Lungen-Maschine waren schon gezogen. Dafür erhielt ich ein paar Tage nach dem Aufwachen eine Pleurapunktion in den Rücken. Um Flüssigkeit aus der Lunge zu entfernen, die sich dort bildete. Oh ja, meine Freude darüber war kaum aushaltbar … Noch Tage später spürte ich die Schmerzen, die sich durch die Punktion und das anschließende Liegen auf der punktierten Stelle entwickelten.

Ja, ich fühlte mich mit dem Kabel-Schlauch-Salat und den damit einhergehenden Schmerzen regelrecht wie in einer Zwangsjacke, die mich dazu brachte, mich den gesamten Tag über keinen Zentimeter im Bett zu bewegen. Egal wie ich mich bewegte, irgendetwas ziepte oder drückte immer. Was aber nicht reichte. Mein Durchhaltevermögen sollte noch stärker trainiert werden. Mit dem Sahnehäubchen der Situation: Meine täglichen Mahlzeiten und meine nötige Flüssigkeitszufuhr. Denn die Schwestern hatten sich etwas ganz Besonderes für mich überlegt.

Statt das eh schon nicht sonderlich appetitlich aussehende Hacksteak wie üblich vor die Nase gestellt zu bekommen, kam es in den ersten Tagen in einer ganz exquisiten Darreichungsform: und zwar püriert! Genauso wie alles andere, was mir in den ersten Tagen vorgesetzt wurde. Bei püriertem Hacksteak war jedoch meine Schmerzgrenze endgültig erreicht. Das grenzte ja fast an eine Runde Dschungelprüfung. Deshalb begann ich zu verweigern. Zum Leidwesen meiner Pfleger und Schwestern. Denn ohne eine anständige Essenszufuhr war es bei mir endgültig aus mit Everybody's Darling. Erst recht, wenn man mir anschließend auch noch in meine Trinkwasserversorgung pfuschte, indem man die eh schon wenigen Becher Wasser, die ich bekam, klammheimlich mit einem Pulver vermixte, bevor sie mir entgegengestreckt wurden.

Deshalb ein kleiner Tipp am Rande: Die goldene Regel *Lasse dein Glas nie unbeaufsichtigt* gilt nicht nur in Clubs, sondern auch in Krankenhäusern und besonders auf Intensivstationen. Was das angeht, bin ich in meinen ersten Tagen auf Station aber leider knallhart durchgefallen. Ich wunderte mich nur ständig, warum das Wasser, das mir aufgetischt wurde, so widerlich schmeckte. Meine Nachfrage sorgte jedoch für keine Erkenntnis.

»Ist nur Wasser«, bestätigte mir die Schwester. Aber seit wann schmeckte Wasser so eklig? War das vielleicht eine Nebenwirkung meiner neuen Tabletten? Nein, ganz und gar nicht. Ich wurde in meinem noch etwas zerstreuten Zustand einfach nur knallhart verarscht. Die Schwestern mischten mir Abführmittel in mein Wasser, wie ich wenige Tage später herausfand. Und zwar so viel Abführmittel, dass es wohl für drei Elefanten gereicht hätte. Details dazu erspare ich dir nun, doch mit dieser Aktion sorgten die Schwestern und Pfleger für eine saubere Entschlackungskur meinerseits. Womit sie mein Schamgefühl endgültig und für alle Zeiten, egal was noch passieren mag, verscheucht hatten. Postwendend bedankte ich mich in derselben Nacht, indem ich der Schwester vor die Füße kotzte.

Ja, ich muss zugeben: Die Schwestern und ich hatten auf dieser Station keinen einfachen Start ... Doch ich war nach der Transplantation schlicht und ergreifend an einem Punkt angekommen, an dem ich nicht mehr konnte. Meine Energiereserven und meine Kraft der letzten Jahre waren verballert. Meinem Durchhaltevermögen war der Geduldsfaden gerissen und meine Stay-positive-Einstellung hatte die Fliege gemacht. Ich fühlte mich, als wäre ich nach einem 13-Stunden-Triathlon, in dem man viel zu häufig über seine Grenzen geht, endlich und mit allerletzter Kraft über die Ziellinie gestolpert. Um mich drei Zentimeter dahinter nicht mehr auf den Beinen halten zu können, zusammenzubrechen und den Wettkampfleitern vor die Füße zu kotzen. Ja, das war ein ziemlich passender Vergleich.

Doch einen Unterschied gab es: Ich stand im Gegensatz zu passionierten Triathleten nicht auf Masochismus. Nein, nein, nein ... In mir zuckte nicht schon fünf Minuten nach dem letzten Höllentrip die Vorfreude auf den nächsten. Die Erfahrungen der vergangenen Jahre wollte ich kein zweites Mal machen. Zwei Herzen im Leben reichen. Und Geschenke wirft man nicht weg. Niemals. Deshalb versprach ich es meinem neuen Herzchen schon in unseren ersten gemeinsamen Tagen:

Egal, was passieren mag. Ob gute oder schlechte Tage, ob Krankheit oder Gesundheit. Ob Trauer, Zorn oder Liebe dich durchfluten werden. Ich werde dich für immer lieben. Dich achten und ehren an allen Tagen meines Lebens. Werde dich immer bei mir haben und alles dafür tun, dass der Tod eine ganze Weile nicht mehr bei uns anklopft. Sodass wir gemeinsam unzählig viele schöne, emotionale und lustige Momente erleben werden. Und dass du, mein Herz, fast platzen wirst. Vor Liebe. Vor Dankbarkeit. Vor Leben. Du und ich, wir sind nun ein unzertrennliches Team! Leben füreinander und nie mehr ohne einander. Gehen gemeinsam durch dick und dünn, so lange uns das Schicksal Leben schenken will. Denn wir gehören nun zusammen. Sind eine Einheit. Eine Einheit, die zusammenwächst. Für jetzt und für immer ...

17. KAPITEL
LAUF, FORREST, LAUF!

5. August 2021

Natürlich hatte ich mir vor der Herztransplantation schon den ein oder anderen Gedanken darüber gemacht, wie ich mich wohl fühlen würde, wenn ich nach der OP aufwache. Und eine logische Konsequenz war damals für mich: Wenn auf einmal ein neues gesundes Herz mit einer normalen Leistung in mir schlägt, dann konnte es doch gar nicht anders sein, als wenige Tage nach dem Aufwachen wieder vor Energie zu strotzen. Immerhin hatte ich plötzlich ein Herz wie ein neuer, leistungsstarker Porsche-Motor, statt meinem alten, kaputten Motor, der bereits mit einem triftigen Fehler die Produktionshallen verlassen hatte. Doch kurze Zeit später musste ich feststellen, dass meine Einschätzungen weit gefehlt waren. Kaum war ich aus dem Koma erwacht, begriff ich im Nanosekundentempo, dass meine Vorstellung naiver war, als an die Zahnfee zu glauben. Von wegen mehr Energie. Dieser Begriff war mit der Transplantation zunächst zu einem Fremdwort mutiert. Denn bevor ich auch nur ansatzweise meinen Flachmann-Po zu einem Pfirsichbooty trainieren konnte, musste ich erst wieder lernen, auf zwei Beinen zu stehen, geschweige denn ein paar Meter zu gehen. Und die einzigen Menschen, die auf dieses Training Bock hatten, waren die Schwestern.

Schon am zweiten Tag nach dem Aufwachen kamen sie auf die grandiose Idee, mich auf die Beine zu stellen. Worüber ich im ersten Moment noch lachte. Schließlich konnte ich nicht mal meinen Kopf anheben. Wie sollte ich da bitte aufstehen? Spätestens als die Schwester damit begann, meine Kabel abzustöpseln, verging mir langsam, aber sicher das Lachen. War das wirklich ihr Ernst?

Ja, das war er. Denn obwohl ich noch immer im Fünfminuten-Turnus vor Müdigkeit einschlief, verfolgte sie den festen Plan, mich nun das erste Mal in die Senkrechte zu bewegen. Auch wenn ich der festen Überzeugung war, dass ich spätestens im Stehen wieder einschlafen würde, waren ihr meine Quengeleien vollkommen egal. Was die Schwester sagt, wird getan. Doch bevor ich die Befehle meines neuen höchstpersönlichen Offiziers ausführen konnte, bekam ich eine Aufstehanleitung. Nein, ich hatte während meines dreitägigen Komaausflugs nicht verlernt, wie man sich aus einem Bett herausbewegt. Mit einem Brustbein, das nur mit ein paar Drähten zusammengeflickt war, gab es allerdings ein paar neue Regeln. Drehungen und Schwungnehmen waren tabu. Und besonders das Abstützen mit den Armen war strengstens verboten. Ich fühlte mich durch und durch wie ein Käfer, der auf dem Rücken liegt und ohne Hilfe verloren war. Statt die Arme gegen das Bett zu drücken, um mich in eine sitzende Position zu bewegen, musste ich mich für die nächsten Wochen selbst umarmen, während die Schwester meinen Oberkörper nach oben zog. Anschließend ließ ich die Beine und den Blasenkatheter aus dem Bett raushängen und wenig später stand ich tatsächlich das erste Mal auf meinen dünnen und wackeligen Beinen mit Schwindel im Kopf und nach Luft japsend. Eine ganze geschlagene Minute hielt ich durch, bis ich mich vollkommen erschöpft ins Bett plumpsen ließ. Spätestens da musste ich mir eingestehen: Ein energiereicher Start mit einem Porsche-Motor sah anders aus. Und für die ersten Wochen war ich erst mal gefangen. Und zwar in meinem eigenen Körper. Fluchtversuche ausgeschlossen. Trotzdem war Aufgeben noch immer keine Option. Im Gegenteil! Auch wenn ich mit meinem Energiehaushalt mittlerweile schon auf Pump lebte, musste ich nun erst recht den Terrier herauslassen und mich zurück ins Leben boxen. Und das bedeutete, so schnell wie möglich aus diesem Bett rauszukommen.

Wenn da nicht die Schwerkraft gewesen wäre. Denn nicht nur im Stehen fühlte es sich neuerdings so an, als würden fünf Elefanten auf meiner Schulter sitzen. Sobald ich eines meiner Körperteile etwas mehr als drei Zentimeter in die Höhe bewegen wollte, war die ganze Herde dabei. Sogar in der am dritten Tag eingeführten halben Stunde Sitzen, leisteten mir meine Elefanten Gesellschaft. Und was für eine. Denn sitzen und frühstücken fühlte sich nach der Transplantation wie ein komplettes halbstündiges Hardcore-Pamela-Reif-

Workout an. Statt 50 Kilo Hantelheben, hielt ich mit maximalem Kraftaufwand meine Zahnbürste auf Mundhöhe und putzte mir die Zähne. Statt 100 Sit-ups zu absolvieren, trieb mir schon das reine Sitzen den Schweiß aus dem Körper. Und statt beim 60-minütigen Kardiotraining kämpfte ich nun bereits beim Frühstücken mit meinem Durchhaltevermögen. Ernüchtert stellte ich fest: Der Weg zurück zur alten Form würde doch härter und länger werden, als ich das auch nur im Ansatz erwartet hatte. Denn wenn schon die morgendlichen Routinen im Sitzen dermaßen anstrengend waren, wie kräftezehrend würden dann nur meine ersten Schritte werden? Ein wenig Zeit blieb mir noch, mich seelisch auf diesen großen Schritt vorzubereiten. Und währenddessen sorgte die Schwester für die dafür nötige Energiespritze, indem sie mir am fünften Tag nach der Transplantation freudig verkündete: »Frau Schwab, Ihr Vater wird heute vorbeikommen.«

Ach ja ... meine Eltern gab es ja auch noch. Die hatte ich bei all den Anstrengungen der ersten Tage fast vergessen. Lediglich am Tag zuvor schaffte ich es mit Schnappatmung eine 25-sekündige drogenrauschbelastete *Ich-lebe-wieder-Sprachnachricht* in meine *Es-geht-los-WhatsApp-Gruppe* zu schicken. Darin waren meine Eltern, mein Bruder und meine engsten Freunde. Zu mehr Kontakt war ich bisher nicht in der Lage. Und über Besuch hatte ich nicht mal ansatzweise nachgedacht – wie auch, ich war ja überwiegend mit Schlafen beschäftigt. Doch als wenige Stunden später plötzlich mein Vater an meiner Zimmertür klopfte und mit einer Maske über Mund und Nase durch den Türschlitz lugte, spürte ich schlagartig, wie sehr ich meine Familie, eine meiner großen Kraftquellen, seit meinem Erwachen vermisst hatte. Die Tränen liefen wie ein Wasserfall. Sowohl bei mir als auch bei meinem Vater. Er kam zu mir ans Bett, bekleidet mit einem sterilen Umhang, einer Maske und Handschuhen, und setzte sich neben mich, während wir uns verheult und erschöpft von den angstreichen und energiezehrenden Tagen anlächelten.

Mit diesem Moment wussten wir beide, ohne es auszusprechen, dass der Kampf gegen den Tod ein für alle Mal gewonnen war. Fünfeinhalb Jahre voller Sorgen waren endlich vorbei und die dauerhaft mitschwingende Angst, sich vielleicht das letzte Mal gesehen zu haben, verpuffte. Vorbei waren die Zeiten der Angst eines Vaters, den Tod seiner eigenen Tochter zu erleben, und die Angst der Tochter, den Vater vielleicht irgendwann mit unerträglichem Kummer auf dieser Welt zurücklassen zu müssen. Mein Vater nahm meine angeschwollene Hand in seine und drückte sie fest. Es war die einzige kleine Berührung, die uns wegen meiner hohen Infektionsgefahr erlaubt war. Und doch war es eine Berührung, die so viel bedeutete ... Für mich, für meinen Vater, für unsere Seelen. Ja, dieser Besuch machte mir erst so richtig bewusst, wie sehr ich meine Familie in diesen Tagen eigentlich gebraucht hätte. Wie sehr mir ihre aufmunternden Worte, ihre Zuneigung, ihre Nähe in meinen härtesten Stunden gefehlt hatten. Und wie viel Kraft mir die wenige Zeit mit meinem Vater zurückgab. Kraft, die ich in dieser letzten harten Phase so dringend brauchte ...

Denn bereits am darauffolgenden Tag war es Zeit für den nächsten großen Schritt. Die Schwestern kamen nach dem Frühstück in mein Zimmer und verkündeten mir ihr Tagesziel: »Frau Schwab, wir machen jetzt unseren ersten gemeinsamen Spaziergang.« Verdammt. Ich wusste ja, dass mir das in den nächsten Tagen irgendwann blühen würde. Doch musste es wirklich schon heute sein? Ich wollte mich noch ein wenig ausruhen. Noch ein wenig mehr Kraft sammeln, bevor ich mich dieser großen Herausforderung stellen musste. Aber wie ich bereits von den vorherigen Tagen wusste: Widerstand war zwecklos – besonders bei Intensivschwestern. Und deshalb war nun spazieren gehen für mich angesagt. Wobei spazieren minimal übertrieben war. Ich würde es eher als ein wenig Flurluft schnuppern bezeichnen. Auch wenn es sich kurz darauf anfühlte, als würde ich den Mount Everest besteigen.

Meine Schnappatmung glich sicher der eines geübten Bergsteigers, der nach dem letzten Sauerstoff in der dünnen Luft giert, während er die Spitze des Berges erklimmt. Doch Moment, alles der Reihe nach. Bevor ich mit meiner fordernden Tour beginnen konnte, musste ich erst wieder von den Maschinen abgeklemmt und mein neuer Rennwagen beladen werden. So nannten die Physiotherapeuten meinen topmodernen Gehwagen mit Unterarmstützen, der für die nächste Zeit mein neuer Spazierbegleiter war. Wie beim Kinderspiel *Cowboyschreck* musste auf dem Metallesel erst mal der nötige Platz für das ganze Reiseequipment gefunden werden. Der externe Herzschrittmacher wurde an der Mittelstange befestigt, die Sekretsammelkammer der Drainage hing irgendwann am Fußende des Rennwagens und der Urinbeutel wurde kurzerhand am Lenker montiert. Schon war mein Equipment nach 20 Minuten startklar. Und ich fix und fertig von der ganzen Vorbereiterei. Doch auch diese Ausrede half mir nicht und ehe ich mich versah, startete die Physiotherapeutin ihren Countdown. 3 … 2 … 1 … und los.

Ich kratzte den letzten Rest meiner Energiereserven zusammen, stand mit wackeligen Beinen langsam auf und legte mich mit stolzen 0,2 km/h in die Kurve, um zur Zimmertür zu flitzen. Ab ging es auf die Rennpiste in meinem Kleidchen mit XXL-Rücken-Po-Ausschnitt und dem schwingenden Blasenkatheter zwischen den Beinen. Wie Forrest Gump kämpfte ich mich mit zittrigen Knien Schritt für Schritt zum Flur. Mein Herz schlug wild in der Brust und ich japste nach Luft. Doch kaum schnüffelte ich die Flurluft, passierte plötzlich etwas, das mir in diesen Sekunden den Atem nahm. Ich sah mich um und blickte in die freudestrahlenden Augen von Schwestern, Pflegern und Ärzten, die mich auf meinen ersten Flurschritten mit Standing Ovations empfingen. Wow. Auch wenn mir bei diesem Kraftakt überhaupt nicht nach Feiern zumute war, erfüllte mich diese herzzerreißende Reaktion des Krankenhauspersonals mit unfassbarem Stolz.

Sechs Tage nachdem mein eigenes Herz gestorben, mir das Herz eines fremden Menschen transplantiert worden war und ich drei Tage im Koma gelegen hatte, lief ich in diesen Minuten die ersten Schritte in mein neues Leben. Schritte, die wohl die kräftezehrendsten und auch die schönsten waren, die ich jemals gehen musste und durfte. Schritte, die ich leider nie mit einem Foto oder Video festhielt, deren Sekunden und Minuten sich aber für immer in mein Herz einbrannten. Ja, es waren vernichtend kleine Schritte für einen normalen Menschen, aber es war ein gewaltiger Sprung für mich und mein neues Leben …

Auch wenn mein gewaltiger Sprung nur rund fünf Minuten und zehn Gangmeter anhielt, weil mein innerer Akku dadurch schon verdächtig stark in die ganz dünne rote Zone rutschte. Im Schneckentempo und in meinen Kliniksocken mit Antirutschnoppen watschelte ich den Blasenkatheter zwischen den Beinen schwingend mit meinem schicken Rennwagen zurück zu meinem Bett. Ende, Aus, finito mit der Mount-Everest-Besteigung. Die weiße Fahne wedelte in Form meines offenen Krankenhauskittelchens hinter mir her. Ich konnte nicht mehr. Wollte mich nur noch hinlegen und ausruhen. Doch auch wenn ich schon wieder im Bett saß, musste ich mich gedulden. Erst war der letzte 15-minütige Boxenstopp nötig, in dem ich verkabelt, an die Zapfanlage angeschlossen, meine Kabel sortiert wurden und die Schwester meinen Oberkörper langsam auf das Bett gleiten ließ. Dann war er endlich geschafft: mein erster großer Ausflug! Den ich definitiv unter einem Erfolg verbuchte. Schließlich konnte es nun nur einfacher werden, dachte ich mir, während ich in der nächsten Sekunde vollkommen erschöpft einschlief…

Meine ersten Schritte waren scheinbar der tagelang ersehnte Weckruf für meinen Kampfeswillen. Denn ab diesem Zeitpunkt ging es steil bergauf. Jeden Tag ging ich nun eine Runde spazieren. Stolz wie Oskar. Weil ich wusste, dass ich meiner Mutter genau eine Woche nach der Transplantation bei ihrem ersten Besuch von diesen tollen Fortschritten erzählen konnte. Ich spürte förmlich die Lawine an Steinen, die sich vom Herzen meiner Mutter lösten, als sie mich zwar schwach, aber lächelnd im Krankenbett sah. Viel fitter, als sie es erwartet hatte. Und dann noch mit diesen tollen Fortschritten. Es war ein Moment, der wohl auch meine Mutter endgültig davon überzeugte, dass die Herztransplantation eine gute und richtige Entscheidung war. Trotz der Angst, mich durch den Eingriff zu verlieren, die sie in der gesamten Zeit vor der Transplantation quälte. Auch wir sahen uns erleichtert und glücklich an – nun konnte es wirklich nur bergauf gehen.

Und genau so geschah es auch. Mit jedem Tag wurde ich stärker und stärker und gewann meine Freiheit zurück. Gleichzeitig wurde ich von Minute zu Minute ungeduldiger. Wollte den Berg am liebsten im Turbotempo besteigen. Am besten sofort den frischen Wind um die Nase fühlen. Und den Stolz in mir spüren, weil ich endlich am Ziel angekommen war.

Spätestens am fünften Tag ging mir das 24/7 TV-Programm, bestehend aus Hausrenovierungsshows auf sixx und Promi Big Brother bis spät in die Nacht langsam, aber sicher auf den Keks. Mindestens genauso sehr wie die Rund-um-die-Uhr-Besuche meiner Pfleger und Schwestern im Fünf-Minuten-Takt. Oder das ständige Gepiepe der gefühlten 500 Geräte, die um mein Bett rumstanden. Genauso wie dieses bescheuerte Bettpfannen-Säuberungsgerät, das x-mal am Tag in Waschmaschinenlautstärke direkt vor meiner Zimmertür die vollen Pfannen säuberte. Ich hatte endgültig keine Lust mehr, an meinem Bett festgekettet zu sein. Oder diesen verhassten Blasenkatheter zwischen meinen Beinen hängen zu haben. Geschweige denn die miese Drainage, die ich von Tag eins an verfluchte, weil sie bei jeder noch so kleinen Bewegung ziepte. Ja, schon nach fünf Tagen auf Intensiv hatte ich keine Lust mehr. Meine Nerven lagen endgültig blank. Kein Millimeter Puffer war noch da. Und meine Umgebung kratzte unaufhörlich an ihnen weiter.

Bis meine Freunde auf der Intensivstation an Tag sechs endlich Erbarmen mit mir hatten. Oder einfach von mir die Nase gestrichen voll. Nach ewiger Quengelei wurde ich endlich von meinem Blasenkatheter befreit. Allerdings nur mit dem Versprechen, dass ich nicht alle fünf Minuten den roten Knopf drücken würde, damit jemand mit der Bettpfanne angerannt kommt. Die letzten Liter Wasser in mir sollte ich ohne den Katheter schön in meiner Blase zusammensammeln, bis es wirklich nicht mehr ging. Aber den Deal ging ich ohne Wimpernzucken ein. Hauptsache ich war dieses hängende Ding zwischen den Beinen los.

Eine noch viel größere Freude machte mir der Arzt einen Tag später. »Frau Schwab, wir haben eventuell heute ein Zimmer für Sie auf der Überwachungsstation. Wenn alles klappt, ziehen wir später die Drainage und Sie können umziehen.« Wäre ich nicht mit all den Kabeln an mein Bett gefesselt gewesen, hätte keinen gebrochenen Brustkorb und zittrige Oma-Beinchen gehabt, hätte ich mich in diesem Moment vermutlich direkt von meinem Bett mit einem großen Sprung in seine Arme katapultiert. Um ihn im Anschluss von oben bis unten für diese Aussage abzuknutschen. Endlich. Endlich konnte ich nun wieder eine Nacht durchschlafen, ohne Piepen und nächtliche Besuche. So war zumindest meine Erwartung. Doch natürlich freute ich mich zu früh. Denn wenig später erfuhr ich, dass ich noch eine Nacht auf der Intensivstation aushalten musste. Erst am nächsten Tag war das neue Bett frei.

Bis dahin gab es das letzte To-do zu erledigen, für das der Arzt erst gegen halb elf in der Nacht Zeit hatte: und zwar das Ziehen meiner Drainage. Was mein letztes unvergessliches Erlebnis auf dieser Station werden sollte. Ich ahnte schon vor der ganzen Prozedur, dass das kein Spaß werden wird, und startete vorausschauend ein paar Stunden vorher eine Charmeoffensive bei meinem italienischen Pfleger. Ohne Opiate würde ich das Ziehen nur mit Handgreiflichkeiten gegenüber meinem Arzt überstehen. Also war er mein Mann, der mir das harte Zeug besorgen und mich damit vor einer Anzeige wegen Körperverletzung retten konnte. Meine Offensive hatte Erfolg und ich entspannte mich, als ich das inzwischen bekannte Flimmern vor den Augen wahrnahm, während er mir die Opiate in die Vene spritzte. Nun war ich bereit. Mein Arzt ebenfalls. Und auch der Pfleger blieb bei uns. Der Arzt entfernte behutsam den Faden, der unzählige Male um die Drainage gewickelt und an der Haut festgenäht war, bevor er zum Ziehen des ein Zentimeter dicken Schlauches ansetzte.

»So, Frau Schwab, tief einatmen und langsam ausatmen. Gleich tut's ein wenig weh und dann haben Sie es schon geschafft.«

Heiliger Bimbam, ich machte drei Kreuze, wenn auch das endlich vorbei war. Ich atmete tief ein, grub meine Fingernägel in meine Handballen, um meinen Körper wenigstens ein klein wenig von der Stelle am Bauch abzulenken, und während ich ausatmete, zog der Arzt den Schlauch aus mir. Bah! Wie ich dieses Gefühl kannte und hasste. Es fühlte sich ähnlich an wie bei den Schleusen, die mir regelmäßig nach den Verödungen am Herz aus der Leiste gezogen wurden. Nur dass es dieses Mal noch viel unangenehmer war, weil das Gefühl deutlich stärker und direkt unter dem Solarplexus entstand. So eine Herzpatienten-Karriere war echt nichts für schwache Nerven. Trotz Opiaten.

Ich freute mich trotzdem. Denn nun war wieder ein Schritt Richtung Freiheit geschafft. Wieder ein Schlauch weniger, der in mir steckte und für unangenehme Gefühle sorgte. Ich konnte es kaum erwarten, bis das nächste Kabel oder der nächste Schlauch weichen durfte. Doch bevor es weitergehen konnte, brauchte ich erst mal eine Pause. Kaum hatte der Arzt gemeinsam mit dem Pfleger mein Zimmer verlassen, schlief ich erschöpft, aber glücklich ein …

18. KAPITEL
STRAFVOLLZUG MIT AUSGANG

10. August 2021

»Guten Morgen Frau Schwab. Na, freuen Sie sich? Heute ist Zeit, Abschied zu nehmen. Vorher frühstücken Sie aber noch in Ruhe, wir machen Sie frisch und dann kommt der Transport und bringt Sie auf die neue Station.«

Es war mein siebter Tag nach dem Aufwachen aus der Narkose, als mich meine Schwester mit dieser unfassbar schönen morgendlichen Begrüßung weckte. Und wie ich mich freute. Innerlich vollführte ich schon einen Freudentanz mit mindestens drei Pirouetten und zwei Flicflacs. Da ich mich aber weiterhin nur wenige Zentimeter in meinem Krankenbett bewegen durfte, konnte ich meiner Freude lediglich mit einem fetten Grinsen im Gesicht Ausdruck verleihen. Endlich! Endlich waren wieder ein ruhiges Zimmer, eine Dusche und eine normale Toilette in greifbarer Nähe. Ich sah mich bereits unter der Brause stehen und spürte das heiße Wasser auf meine Haut prasseln. Sah mich wie ein Baby schlafend all die ruhigen Nächte nachholen, die mir in der vergangenen Woche durch ständige nächtliche Besuche von den Schwestern geraubt wurden. Und na ja, meine Toilettenträumereien verkneife ich mir lieber an dieser Stelle.

Bevor meine Vorstellungen ausarten konnten, riss mich meine Schwester mit dem Frühstück und unserem morgendlichen Spa-Programm für Arme aus meinen Tagträumen. Während ein letztes Mal *Fixer Upper* lief, saß ich auf meinem Stuhl neben dem Bett und schob mir mein »geliebtes« weißes Brötchen ohne jegliche Nährstoffe, aber mit einer Menge Marmelade hinter die Kiemen. Wie sehr ich mich auf den nächsten Besuch meiner Eltern freute. Die Einkaufsliste für sie wurde von Tag zu Tag länger. Und auch die tägliche Katzenwäsche würde ich mit Sicherheit nicht vermissen. Einen letzten Durchgang brachte ich noch hinter mich, als die Schwester mir die Wanne mit lauwarmer Seifenlauge und einem Stapel Einmalhandtüchern vor die Nase stellte. Gestärkt und gestriegelt war ich wenig später bereit. Bereit für den nächsten Schritt auf dem steinigen Weg Richtung zweites Leben. Und tatsächlich, wenig später klopfte es wie vereinbart an der Tür. Der Transport war da.

»So, Frau Schwab, los geht's!«

Fast ... Denn bevor wir starten konnten, musste er noch gemeinsam mit meiner Schwester mein Bett als Umzugs-LKW umfunktionieren und mein gesamtes Hab und Gut um mich herum stapeln. Puh, da hatte sich ganz schön viel angesammelt in einer Woche Intensiv und zwei Besuchen meiner Eltern. Aber gut, war ja kein Wunder, wenn man wie so oft in Krankenhäusern für sein eigenes leibliches Wohl sorgen musste. Das pürierte Essen zu Beginn meines Aufenthaltes hatte voll und ganz ausgereicht, um meine Eltern schon am zweiten Tag nach dem Aufwachen um eine Lieferung Gummibärchen, Cola und eine Menge Konserven anzubetteln.

Mir ist bewusst, dass meine Einkaufswünsche nicht sonderlich gesund klingen. Aber genau dieser Fakt war einzig und allein der Herztransplantation geschuldet. Sicherlich wäre jeder rational denkende Mensch davon überzeugt, dass man sich besonders nach so einem Eingriff außergewöhnlich gesund ernähren sollte, um schnell wieder zu Kräften zu kommen und alle notwendigen Nährstoffe zu erhalten. Doch meine neue Realität für die nächsten Monate war stattdessen Folgende: Cook it, boil it, peel it! Statt frischem Salat warteten nun Bohnen- und Karottensalat aus dem Glas und eingelegte rote Bete auf mich. Statt frischer Tomaten, Paprika und Nüssen stand totgekochtes oder in Konserven eingelegtes Gemüse auf dem Speiseplan. Und beim Obst konnte ich mich schon mal daran gewöhnen, Pfirsiche, Äpfel und Co. immer zu schälen. Wenn das nicht möglich war, war die Obstsorte vom Speiseplan gestrichen. Weil die Medikamente aber in den ersten Wochen besonders hoch dosiert waren und dadurch wirklich jeglicher noch so kleine Keim ein großes Problem werden konnte, stand zur Sicherheit in dieser Zeit auch das *Peel it* auf der Verbotsliste. Klasse! Mir blieb somit nichts anderes übrig, als mich in den nächsten Wochen durch die Konservenabteilung eines gut sortierten Supermarkts zu fressen. Aber gut, auch das versuchte ich wieder positiv zu sehen: Dosenaprikosen, -spargel und Gewürzgurken war immer noch besser als das Krankenhausfutter.

»So, jetzt haben wir es endlich«, stellte der Patientenbegleitdienst fest, während ich hinter einem Stapel aus Kliniktasche, Schuhen und Krankenhausakte hervorlugte.

»Frau Schwab, ich wünsche Ihnen alles Gute. Machen Sie weiter so und genießen Sie Ihr zweites Leben.« Die Schwester lächelte mir ein letztes Mal zu, als der Patientenbegleitdienst die Bremsen meines Bettes löste und mich auf den Gang schob. Wo der Rest der Belegschaft wartete. Mit einem letzten Applaus und lieben Glückwünschen verabschiedeten sich die Ärzte, Schwestern und Pfleger von mir.

Wow ... obwohl diese Station zu meinen Top drei der unangenehmsten Klinikorte gehörte, war ich in diesem Moment zutiefst gerührt. Mit welch großem Engagement Menschen auf dieser Station um Leben kämpften. Wie aufopfernd sie sich Tag und Nacht um die Ohren schlugen und unser ständiges Gemotze ertrugen. Und wie sehr sie sich aus tiefstem Herzen mit uns Patienten freuten, wenn wieder eine Hürde geschafft war und es voranging. In diesem Moment verstand ich sogar den teilweise harschen Umgang mit mir. Manchmal braucht es einfach jemand, der einem in den Hintern tritt. Besonders wenn man kurz davorsteht, sein Ziel zu erreichen, aber davon überzeugt ist, dass die Kraftreserven einfach nicht mehr reichen, um die Ziellinie zu erreichen. Ich spürte, wie dankbar ich in diesem Moment war. Für das Mitfiebern. Das Mitkämpfen. Für die schönen Gespräche. Für jede Bettpfannenlieferung und jede Katzenwäsche. Für mein Wiederaufrichten. Und das Herzblut, das jeden Tag in diesen Tätigkeiten versteckt war ...

Meine Reise durch das Krankenhauslabyrinth dauerte mindestens zwanzig Minuten. Eine ganze Weile, in der ich mich fragte, wie es möglich war, in diesem Komplex Arztzimmer und Stationen zu finden, ohne sich zu verlaufen. Wurden vielleicht Wanderkarten verteilt? Denn sicher half nur erfahrenen Patienten die alphabetische Sortierung der Krankenhausgänge. Bei H war Schluss. Reichte aber auch, denn der Weg zwischen Gang A und H dauerte locker-flockige zehn bis 15 Minuten, von der Länge der Gänge ganz zu schweigen. Da konnte es schnell passieren, dass man mit der Warterei am Aufzug oder einer falschen Abbiegung dreißig Minuten in diesem Krankenhaus umherirrte, bevor man an seinem Ziel ankam. Am besten nahm ich bei meinen zukünftigen Besuchen eine anständige Brotzeit und ausreichend zu trinken mit, wenn ich meine Wanderungen zu den Untersuchungen startete. Mein Kopfkino ging mal wieder mit mir durch, als ich mich mit Wanderschuhen, Rucksack und einer fetten Landkarte vor der Nase den Gang entlangstiefeln sah. Entweder mir ging es langsam besser oder die letzten Opiate zeigten noch ihre Wirkung.

Doch wenn schon nicht auf mein Gehirn Verlass war, dann wenigstens auf meinen Patientenbegleitdienst. Nach zwanzig Minuten Krankenhausreise waren wir in meiner neuen Heimat angekommen: Krankenhausgang G, Stock 9. Na, das versprach einen deutlich besseren Ausblick als noch auf der Intensivstation im Erdgeschoss, von der ich nur auf ein Fleckchen Wiese in einem der Innenhöfe des Klinikums blicken konnte. Wenige Minuten später wurde ich eines Besseren belehrt.

Ich bekam zwar ein Einzelzimmer. Ohne nervende Zimmernachbarn oder piepende Geräte. Was nach einer Woche Intensivstation wahrer Luxus war! Doch ein paar Abstriche musste ich machen. Das Zimmer hatte die Größe einer Sardinenbüchse. Immerhin mit einem eigenen Klo, aber ohne Dusche. Und der Ausblick aus dem Zimmer glich dem, den eine Sardine in der Büchse hat. Ich blickte original auf die geriffelte Blechverkleidung des Gebäudes gegenüber. Den Himmel konnte ich gerade so erahnen und rechts und links stoppten eine Menge Krankenhausgänge den Ausblick. Joa, so ließ es sich doch ein paar Wochen wohnen. Ich nahm es entspannt und mit einer Prise Humor. Ich war einfach nur dankbar, meine Ruhe zu haben. Wollte eh Schlaf nachholen und ansonsten verbrachte ich die Zeit vor der Glotze. Musste ich mir eben die schönen Ausblicke in irgendwelchen Serien suchen.

Viel wichtiger waren erst mal andere Dinge. Wirklich wichtige Dinge! Und zwar die Aufnahme auf der neuen Station, mein erster

Besuch der Toilette und der so schmerzlich vermisste Ausflug in eine Dusche. Noch bevor die Schwestern und Pfleger für die Aufnahme erschienen, entschied ich, dass der erste Punkt auf der To-do-Liste der Toilettengang sein würde. Ich konnte ja nicht ahnen, dass sich dieser wie ein Workout aus 100 Kniebeugen anfühlen würde. Mit wackeligen Beinen und Schweißausbrüchen ging ich die eineinhalb Meter zu meiner Toilette und wollte mich entspannt niederlassen. Doch da gab es eine kleine Herausforderung. Denn eine normale Toilette ist ein wenig anders als der Toilettenstuhl, den ich zuletzt auf Intensiv besuchen durfte: Die Toilette war um einiges tiefer. Und meine Oberschenkel nicht darauf eingestellt. Prompt gaben sie beim Runterbeugen nach und ich plumpste regelrecht auf die Schüssel. Na super. Drauf war ich gekommen. Aber kam ich auch wieder runter? Abstützen durfte ich mich ja nicht. Und mein Ego hätte es sicher nicht zugelassen, den roten Notfallknopf zu drücken, damit mir jemand von der Toilette helfen würde.

Also blieb mir nichts anderes übrig, als im wahrsten Sinne des Wortes die Pobacken zusammenzukneifen und nach dem Geschäft die letzten Kräfte meiner Oberschenkel zusammenzusammeln, um aufzustehen. 3 … 2 … 1 … Ich schaffte es. Mit Ach und Krach. Meine Glieder glichen in dem Moment eher zwei zittrigen Aalen als zwei menschlichen Oberschenkeln mit Muskeln. Aber immerhin, ich war nicht gezwungen, den Notfallknopf zu drücken, damit mich jemand von der Schüssel holte. Deshalb verbuchte ich den ersten Toilettengang als Erfolg.

Kurze Zeit später begann dann die Aufnahme, die relativ unspektakulär war. Die neuen Schwestern und Pfleger wussten ja bereits Bescheid. Nur eine kleine Überraschung hatten sie für mich parat: Ich bekam ein neues Accessoire. Mich würden zwar nicht mehr so viele Schläuche und Kabel begleiten, dafür aber ein neuer Thoraxgurt, den ich Tag und Nacht um die Brust tragen sollte. Das Teil kann man sich optisch ungefähr wie die Sicherheitswesten vom SEK vorstellen – nur in schickem Dunkelblau statt Olivgrün oder Schwarz. Schön gepolstert schützt der Gurt den Brustkorb vor jeglichen äußeren Einwirkungen, die einen unverhofft treffen und schwere Verletzungen verursachen könnten. Der Unterschied zur SEK-Weste und ihren sportlichen, stabilen Trägern ist jedoch, dass Besitzer eines Thoraxgurtes ein zersägtes Brustbein haben, das nur mit ein paar Drähten zusammengehalten wird. Für schwere Verletzungen würden statt einem Patronenhagel oder plötzlichen Messerattacken schon ein kleiner Sturz oder eine Nacht Schlaf auf der Seite reichen.

Also gut, dachte ich, dann würde ich eben für die kommenden acht Wochen mit dem modernen SEK-Westen-Verschnitt durch die Gegend laufen. Mich konnte eh nichts mehr entstellen. Mein Ansatz im Haar war mittlerweile locker 15 Zentimeter breit und meine Haare hingen mir dank einer Woche Katzenwäsche und einer Menge Shampooreste wie geölte Spaghetti vom Kopf. Die Haare am restlichen Körper wucherten indes ganz fleißig. Und die dekorative Kosmetik und der schöne Schmuck fehlten schon seit Langem. Aber das war gar nicht schlimm. Denn statt Make-up und Concealer zierten seitdem schön große Augenringe und ein paar Pickel mein hübsches Gesicht. Statt meiner goldenen Halskette hing nun ein Verteilerkabel mit fünf Anschlüssen an meiner Halsvene. Und nicht zu vergessen die schicken Reißverschlüsse und gestopften Löcher von den Drainagen, die ich nun an meinem Oberkörper trug. Selbstverständlich waren es keine echten Reißverschlüsse … Aber meine frische Narbe neben der linken Achsel, die durch das Entfernen des Defibrillators entstanden war, und die Transplantationsnarbe, die auf Schlüsselbeinhöhe begann und am Solarplexus endete, hatten dank der ganzen Metallklammern, durch die sie zusammengehalten wurden, Ähnlichkeiten mit Reißverschlüssen. Eigentlich fehlte nur der Zipper.

Zusammenfassend kann man festhalten: Ich war definitiv keine Sexbombe. War mir aber total egal. Sogar als sich einer der Medizinstudenten bei mir vorstellte, der ein Praktikum auf der Station machte und ebenfalls für mich zuständig war. Sein Name war Alex. Er war 23 Jahre alt und Österreicher, was ich bereits beim ersten Kennenlernen unschwer hören konnte, als er sich mit strahlenden Augen, einem Lächeln über beide Backen und einem zünftigen »Servus, ich bin der Alex« vorstellte. Dazu entpuppte er sich auch noch als kleiner Albert Einstein. Denn statt wie ein normaler intelligenter Mensch *nur* Medizin zu studieren, erzählte er mir, dass er parallel

Physik studierte, was er ein paar Semester zuvor begonnen hatte und nicht aufgeben wollte, nachdem er den Medizinstudienplatz ergattert hatte. Klar wie Kloßbrühe, dass man dann einfach beides macht ... Doch auch wenn er hochbegabt und damit ein kleines Genie war, traf bei ihm das Vorurteil *Hochbegabte leiden unter einem Mangel an Empathie und Sozialverhalten* absolut nicht zu.

Im Gegenteil, Alex wurde im Sekundentempo mein Sonnenschein und meine Hauptbezugsperson auf dieser Station. Sicher auch, weil unser erstes richtiges Kennenlernen in der Dusche stattfand. Klingt komisch, ist aber so. Denn statt einer Schwester wurde kurzerhand Alex vom Pflegepersonal als Begleitperson für meinen ersten Duschausflug auserkoren. Wieder mal ein ganz neuer Ort für ein erstes Kennenlernen. Aber ich war ja schon einiges gewöhnt.

Im Oma-Style watschelte ich Alex zur Gemeinschaftsdusche hinterher. Wie ein Häufchen Elend mit 100 Kilo Übergewicht machte ich es mir nach fünf Metern Gehen auf dem Sitz in der Dusche bequem und japste nach Luft. Viel Zeit zum Ausruhen blieb mir aber nicht, denn im nächsten Moment riss mir Alex die Kleider vom Leib. Okay, Spaß beiseite. Er half mir, mich aus meinem schicken Krankenhaus-Kleidchen zu befreien, und klebte mir ein wasserfestes Pflaster auf meine Reißverschlüsse. Schon war ich bereit für meine erste Dusche nach eineinhalb Wochen Abstinenz.

Das warme Wasser prasselte auf meine Haut. Kaum vorstellbar, wie befriedigend so eine Dusche sein kann, wenn man eineinhalb Wochen in einem Bett vor sich hinvegetierte und alles, wirklich alles, darin erledigt hatte. Ich genoss jeden einzelnen Tropfen, jeden Strahl Wasser, der mich traf und an mir herunterfloss. Ich spürte, wie sich meine durch das ständige Liegen verhärtete Rückenmuskulatur entspannte und wie ich mich von Sekunde zu Sekunde sauberer fühlte. Weil ich meine Arme aufgrund des durchgesägten Brustbeins maximal auf Brustebene heben durfte, konnte ich jedoch meine Haare nicht selbstständig waschen. Ich brauchte Alex wieder. An dem wohl nicht nur ein Physiker und ein Mediziner verloren gegangen war, sondern auch noch ein Friseur, wie ich kurz darauf feststellte.

Hingebungsvoll gab er mir mit dem Shampoo eine Kopfmassage, die mich vollends entspannen ließ. Als er fertig war, genoss ich ein letztes Mal das prasselnde Wasser auf der Haut, bevor ich mich abtrocknete, mit einem Handtuch die relevanten Stellen bedeckte und gemeinsam mit Alex zurück in mein Zimmer ging. Wo Teil zwei des Beautyprogramms à la Alex stattfand. Denn statt mich mit meinen nassen Haaren sitzen zu lassen, packte er sich kurzerhand den Föhn und trocknete meine Haare. Danach kämpften wir noch beide darum, mich das erste Mal nach der OP in ein T-Shirt zu quetschen. Was gar nicht so einfach ist, wenn man seine Arme nur bis Brusthöhe heben durfte und ein Verteilerkabel am Hals hing. Doch wir waren erfolgreich! Und ich nach rund einer Stunde Beautyprogramm fix und fertig verkabelt, angezogen und frisch geduscht in meinem Bett. Wow, was für ein Service. Dafür könnte ich Alex noch heute knutschen. Ich fühlte mich endlich wieder frisch und sauber und gleichzeitig war Alex so nett und fürsorglich. Wir verstanden uns auf Anhieb gut. Ich hatte tatsächlich erneut eine Bezugsperson in meinem höchstpersönlichen Gefängnis. Ein wirklich großes Geschenk, wenn man zu Coronazeiten in einem von zu Hause 200 Kilometer entfernten Krankenhaus lag.

Meine Laune besserte sich von Stunde zu Stunde. Unglaublich, was so ein ruhiges Zimmer, eine Dusche, eine eigene Toilette und eine neue Bezugsperson auf Station bewegen konnten! Denn die neuen Freiheiten und Goodies weckten förmlich die Lebensgeister in mir. Endlich fühlte ich mich wieder wie ein Mensch und nicht wie ein vor sich hinvegetierender Totalschaden. Ich begann damit, mich morgens mit ein wenig Schminke und Haarpflege von einer Vogelscheuche zu einem halbwegs normal aussehenden Menschen zu verwandeln. Und ich drehte täglich mit meiner Physiotherapeutin meine Runden auf dem Stationsgang, um meine Muskeln langsam wiederaufzubauen. Einige Tage später brauchte ich nicht mal mehr den Rennwagen oder ihren Arm als Unterstützung. Ich war fit genug, um selbst zu laufen. Und einen Schritt weiter zu gehen.

Als Nächstes standen Kniebeugen und Treppensteigen auf dem Trainingsplan, wodurch ich immer mehr spürte, wie ich die Kraft in meinen Muskeln Stück für Stück zurückgewann. Genauso wie die Kraft meiner Seele. Denn endlich durfte ich auch Besuch von Freunden empfangen. Sogar ohne das Ganzkörperkondomoutfit, bestehend aus sterilem Kittel, Maske und Handschuhen. Endlich konnte ich wieder herumalbern. Lächeln. Quatschen bis zum Umfallen. Und das Essen genießen, das mir meine beste Freundin kochte und ins Krankenhaus brachte. Einfach das Leben spüren. Das ganz normale simple Leben.

Und auch Alex und ich freundeten uns immer mehr an. Nach wenigen Tagen gehörte es schon zu unserer täglichen Routine, dass er sich von der Station abseilte und für ein Stündchen bei mir reinschneite, um mit mir den Klatsch und Tratsch auf Station auszutauschen. In unserer zweiten Woche entfernte er mir die Metallklammern an meinen Narben. So vorsichtig, dass ich nicht mal im Ansatz etwas davon spürte. Und gleichzeitig schaffte es Alex, an jedem meiner tristen Krankenhaustage ein wenig Zauber zu versprühen. Routinemäßig war er dafür zuständig, mich um sieben Uhr aus den Federn zu werfen und mein Bett neu zu beziehen. Doch ich konnte diesem über beide Ohren grinsenden Österreicher nicht mal übelnehmen, dass er mir nach jeder schmerzdurchzechten Nacht meinen Schönheitsschlaf nahm. Erst recht nicht, als er nach ein paar Wochen damit begann, mir nach dem Beziehen des Bettes auch noch Handtuch-Tiere zu falten und sie wie im Hotel auf der Bettdecke zu platzieren. Er ging sogar so weit, dass er in seiner Freizeit YouTube-Videos ansah, um seine Faltkünste zu perfektionieren und zukünftig nicht nur Herzen, sondern auch Schwäne, Elefanten und andere Tiere falten zu können.

Ja, Alex war mein wahrer Seelenstreichler, mein Sonnenschein, mein Gute-Laune-Bär nach all den harten Wochen im Krankenhaus. Welch großes Glück es war, dass sein Praktikum zeitgleich mit meinem Aufenthalt auf dieser Station stattfand. Vielleicht war er ja eine gute Laune meines Schicksals. Jemand, der mir zur Seite stehen sollte, wenn's schwierig wird. Denn irgendwie fühlte sich alles viel zu perfekt an …

19. KAPITEL
SURVIVAL KIT FÜRS KRANKENHAUS

Bist du einmal drin, kommst du erst mal nicht so einfach wieder raus. Deshalb ist eine gute Vorbereitung, sofern sie möglich ist, das A und O für einen möglichst angenehmen Krankenhausaufenthalt. Profitiere von meinen jahrelangen nicht sonderlich wissenschaftlichen Studien, die ich während meiner zahlreichen Aufenthalte gezwungenermaßen durchführte, und lerne die 12 wichtigsten Tools und Hacks kennen, die dich im Krankenhaus mental gesund überleben lassen. Trommelwirbel … I proudly present: Das Survival Kit fürs Krankenhaus.

1. Beginnen wir mit dem Hack, den mir vor einigen Jahren eine Schwester verriet und der mein Krankenhausleben prägend veränderte. Denn wenn etwas nachhaltig zur guten Laune während des Klinikaufenthalts beiträgt, dann ist es Essen. Wenn es nicht gerade das äußerst schmackhafte Krankenhausessen mit eingeschweißtem Brot und Streichkäse ist. Und weil ich genau diese Form von Krankenhausessen nach zwei Wochen Klinik endgültig verweigerte, gab mir die Schwester beim Abholen meines vollen Tabletts und mit Blick auf meinen inzwischen unterernährten Körper den Gamechanger-Tipp schlechthin: »Du weißt schon, dass Lieferdienste auch ins Krankenhaus liefern, oder?« Ach was, ich dachte Krankenhäuser sind auf den Navis von Lieferando und Co. ausgegraut. Danke für die Info! Aber konnte mir mal jemand verraten, wie ich mit all den Kabeln in und an mir zum Eingang runterspazieren kann, um die Pizza in Empfang zu nehmen!? Als hätte die Schwester meine Gedankendiskussion mitverfolgt, folgte gleich der nächste alles entscheidende Satz: »Die liefern sogar ins Zimmer!«

Nee! Echt? Schon war die Schwester aus dem Zimmer verschwunden und kam zwei Minuten später mit der Dominos-Speisekarte wedelnd angetrottet. »Da, falls du es mal ausprobieren willst.« Spätestens nach meiner ersten Bestellung ins Krankenhaus kann ich dir wärmstens ans Herz legen: Habe immer eine Bestell-App auf deinem Handy und ein wenig Geld auf deinem Konto. Dein Magen und deine Nerven werden es dir definitiv danken.

2. Wo wir schon bei Hack Nummer 2 wären: Stell dich immer mit den Krankenschwestern und -pflegern gut! Denn dann können nicht nur gute Gespräche und wertvolle Tipps für den Krankenhausalltag, sondern auch mal die ein oder andere Sonderbehandlung rausspringen – obwohl du Kassenpatient bist. Solltest du dagegen auf Kriegsfuß mit deinen Schwestern und Pflegern stehen, kann deine Zeit im Krankenhaus ziemlich ungemütlich werden …

3. Und schon kommen wir zu den Tools, die du niemals auf deiner Packliste fürs Krankenhaus vergessen solltest. Wie zum Beispiel Ohrstöpsel. Falls dir keine Zeit mehr zum Packen bleibt, weil der Notarzt bereits vor der Tür steht, frag einfach im Krankenhaus danach. Meine Krankenhäuser hatten beispielsweise Kooperationen mit Ohropax. Gott segne den Menschen, der diese Dinger erfunden hat. Ansonsten wäre ich dank nächtlicher Schnarchkonzerte meiner Bettnachbarn in Heavy-Metal-Lautstärke und dem Dauergebimmel auf den Intensivstationen längst zur Mörderin geworden.

4. Ein weiteres Utensil, das du immer in deiner Krankenhaustasche dabeihaben solltest, ist ein scharfes Messer. Und nein, das brauchst du nicht, um dich gegen Spritzen oder das Setzen von Drainagen zu wehren. Sondern weil die Gefahr häuslicher Unfälle deutlich erhöht ist, wenn man im Krankenhaus versucht, einen Apfel, Tomaten oder andere Lebensmittel mit den stumpfen Messern des Klinikbestecks aufzuschneiden. Spätestens

wenn du als frisch transplantierte Person zum Wiener Schnitzel eine ganze Zitrone serviert bekommst, weil aufgeschnittenes Obst dank Keimbelastung verboten ist, wirst du mir für diesen heißen Tipp danken.

5. Bleiben wir doch gleich beim Essen. Denn hier gibt es noch einiges mehr vorzubereiten. Beispielsweise solltest du in deiner Kliniktasche immer etwas zum Knabbern haben. Andernfalls könntest du Gefahr laufen, leidvoll zwischen halb fünf nachmittags und acht Uhr morgens vom Fleisch zu fallen. Denn in Krankenhäusern laufen die Uhren anders. Um acht gibt's Frühstück, um halb 12 Mittagessen und um halb fünf Uhr Abendessen. Letzteres besteht meistens aus einer, maximal zwei Scheiben Brot, Streichkäse oder 80-Cent-Aufschnitt, mit etwas Glück noch aus einer Essiggurke und einem kleinen Becher Fruchtjoghurt (natürlich maximal gesund mit einem Frucht-Zucker-Verhältnis von 1:1). Selbst wenn du die Abendessenszeit wie ich immer noch um zwei Stunden nach hinten verschiebst, reicht es bis maximal neun Uhr. Dann knurrt erneut der Magen. Doch zu beißen gibt es erst elf Stunden später wieder etwas. Ohne anständige Vorbereitung bleibt es bei Wasser im Mund und Hunger im Bauch. Ich sag ja, ein Krankenhausaufenthalt ist Leben am Limit!

6. Das Nächste, was auf deiner Einpackliste fürs Krankenhaus nie fehlen sollte: eine Mehrfachsteckdose samt Verlängerungskabel! Kein Witz, auch wenn sich die Schwestern kringelig gelacht haben, als ich bei meinem letzten Besuch plötzlich eine Steckdosenleiste aus meiner Tasche zog (»Also das hatten wir wirklich noch nie!«). Ich verrate dir auch, warum diese Idee schlicht genial ist. Denn grundsätzlich sind Anschlüsse für Handy- und Laptopladekabel weiter vom Bett entfernt, als das Kabel lang ist. Und wenn man dann auch noch dank unzähligen Schläuchen und Zugängen wie eine festgekettete Marionette im Bett liegt, sind plötzlich der beste Zeitvertreib im Krankenhaus und die einzige Kontaktmöglichkeit zur Außenwelt in unerreichba-

rer Ferne. Eine Steckdosenleiste löst dieses Problem zuverlässig, was einen gewaltigen Einfluss auf deine mentale Gesundheit haben wird. Trust me!

7. Kommen wir zum siebten Punkt des Survival Kits: der eigene Salzstreuer und damit die günstige Alternative zu Lieferando. Zugegeben, ich persönlich bin sicher innerlich schon ein kleines Salzbergwerk, weil ich grundsätzlich alles nachwürze. Doch auch Menschen, die einen gesunden Salzkonsum pflegen, werden das Salz im Krankenhausessen vermissen. Bevor du deshalb sofort zu Lieferando greifst, gebe ich dir den Tipp, das Essen erst mal mit dem Salzstreuer zu pimpen. Natürlich vorausgesetzt, du bist nicht einer der hypergesunden Menschen, für die häufiger Salzkonsum einer Giftspritze gleicht …

8. Das nächste Tool aus dem Survival Kit fürs Krankenhaus benötigst du nur, wenn dich eine längere Liegezeit, größere OPs oder Aufsteh- und Umdrehverbote erwarten. Denn es wird dir viele, viele Stunden deines kostbaren Schlafes retten und nennt sich Wärmflasche. Wenn du zeitweise 24 Stunden auf dem Rücken liegst und die Schwestern und Pfleger auch noch mit den Schmerzmitteln geizen, dann kann das Rumgammeln schnell mal eine Tortur werden. Sei deshalb vorbereitet! Eine Wärmflasche kann in solchen Situationen Wunder bewirken. Aber Achtung: Dank einigen Tollpatschen unter den Patienten gibt es inzwischen Verbote, kochend heißes Wasser in Wärmflaschen zu füllen. Deshalb ist neuerdings das Kirschkernkissen die Lösung für die Cheater unter den Krankenhausbewohnern …

9. Und da sind wir schon beim Punkt 9: Gummibärchen. Ja, die zählt man zu Knabberzeug und gehören normalerweise zu Punkt 5. Doch die Gummibärchen sind ein ganz besonderer Geheimtipp, der dir nicht nur gute Laune am Abend bescheren soll, sondern auch noch deinen Würgereiz im Krankenhausalltag in Grenzen hält. Also DIE Lösung, die nicht nur mei-

nem jahrelangen Leiden ein Ende setzte. Ich bin nämlich ein richtiges Weichei, was Tablettenschlucken angeht. Egal, wie flutschig die Kapseln und klein die Tabletten sind – wenn mein Körper auch nur ansatzweise eine Tablette im Mund erkennt, startet er das Würgeprogramm und es ist schier unmöglich für mich, die kleinen Dinger noch runterzukriegen. Besonders wenn man die Sorte von Tabletten hat, die sich innerhalb von drei Nanosekunden im Mund auflösen. Denn nicht nur der unfassbar bittere Geschmack sorgt schon für Abstoßungsreaktionen meines Körpers. Auch jegliche vorher existierende Gleitfähigkeit verwandelt sich sofort in Schmirgelpapierkonsistenz. Wenn dann neuerdings mehr als 30 dieser Dinger auf der Speisekarte stehen und man nur Tee und Brei zu essen bekommt, Prost Mahlzeit! Damit hat man von einer Sekunde auf die nächste ein wahres existenzielles Problem inklusive schlechter Laune der Schwestern. Denn die reagieren spätestens bei der dritten Tablette, die man wieder rauswürgt, ziemlich genervt.
Und genau da setzt meine jahrelang geprüfte und ausgeklügelte Tabletten-Technik an. Ja, ich habe mich lange geopfert, jegliche Technik und jegliches Lebensmittel ausprobiert. Aber nichts, wirklich nichts, klappt so gut wie meine Gummibärchentaktik! Und du hast nun die einmalige Möglichkeit, diese zu erlernen. Gehe folgendermaßen vor: Stopfe dir zwei Gummibärchen in den Mund, kaue sie gut durch, und kurz bevor du runterschluckst, schiebst du ein paar Tabletten hinterher. Noch ein wenig miteinander im Mund vermixen und los geht's. Die Gummibärchenmasse ist glitschig genug und hat ausreichend Geschmack, um jeden bitteren Beigeschmack und scharfe Kanten einer Tablette zu überdecken. Solltest du jedoch vor deinem Krankenhausaufenthalt nicht mehr die Möglichkeit gehabt haben, Gummibärchen zu besorgen, dann lass dir von den Schwestern eine Banane bringen. Mit der klappt es auch sehr gut. Ist nur deutlich mehr, was du runterfuttern musst.

10. Was darf noch auf der Einpackliste nicht fehlen? Richtig! Trockenshampoo. Was für eine geniale Erfindung – und das schon

im normalen Alltag. Aber viel genialer wird es, wenn du im Krankenhaus liegst und dank einer Operation oder Metallklammern und Schläuchen in dir mindestens zwei Wochen nicht duschen darfst. Die Schwestern sorgen zwar für die Katzenwäsche inklusive mangelhaftem Haarwaschprogramm. Trotzdem hängen dir deine Haare irgendwann nur noch wie Spaghetti al olio vom Kopf. Wenn es dich nicht stört, wochenlang Bella Italia auf dem Kopf zu tragen – *non c'è problema*! Wenn du aber mindestens so eitel bist wie ich, dann ist Trockenshampoo deine wahre Rettung.

11. Auch wenn du es mir nicht glauben wirst, wenn ich dir jetzt den nächsten Hack verrate: Ich bin kein Tupperfanatiker! Aber so eine Tupperbox kann ein wahrer Gamechanger im Krankenhausalltag sein! Denn wenn man keinen 24-Stunden-Lieferservice hat, dann muss man mit seinem Essen dort manchmal sehr bedacht umgehen. Besonders mit dem, was man verzehren kann, ohne dass es einem währenddessen wieder hochkommt. Wie die in Cellophan verpackte staubtrockene Brotscheibe. Denn die kriegt man nur mit viel Glück und viel Belag zwei oder drei Tage runter – aber mit Sicherheit keine fünf Wochen. Deshalb sollte man schon am Morgen anständig planen und ein zusätzliches Brötchen zum Frühstück bestellen. Das wird anschließend in die Tupperbox verfrachtet, damit es wenige Stunden später dein Abendessen retten kann.

12. Und last, but not least: Krankenhäuser sind oftmals noch ausgestattet wie 1978, sofern man nicht mit einer privaten Krankenversicherung gesegnet ist. Solltest du deshalb dank fehlendem PC, WLAN, Netflixabo oder zu wenig Datenvolumen auf die Krankenhaus-TVs zurückgreifen müssen, wirst du dich selbst verfluchen, wenn du keine Kopfhörer anno 1993 dabeihast. Ich meine diese altmodischen Dinger mit Kabel und Klinkenanschluss. Denn mit deinen AirPods wird dein Krankenhausaufenthalt eine ziemlich stille Angelegenheit. Wo man so was herbekommt? Gute Frage! Im Museum? Sicher auch da. Tatsächlich

gibt es die Dinger aber in Automaten im Krankenhaus – besorg sie dir am besten, bevor du dich ins Bett legst und da nicht mehr einfach rauskommst. Ansonsten bist du auf nette Krankenschwestern oder deinen nächsten Besuch angewiesen. Und bis dahin heißt es … Stille genießen!

20. KAPITEL
FREIFAHRT MIT DER ACHTERBAHN LEBEN

27. August 2021

Fakt ist: Das Schicksal ist ein launisches Ding. Schlimmer als jeder Teenager in seiner anstrengendsten Entwicklungsphase kann seine Stimmung von einer Sekunde auf die nächste umschlagen. War das Schicksal in dem einen Moment noch gut gelaunt und für eine emotionale Überraschung gut, wachsen ihm im nächsten Moment kleine Teufelshörnchen und es zieht einen Dreizack hinter seinem Rücken hervor. Doch auch wenn ich diese Launen des Schicksals mittlerweile ziemlich gut kannte, hatte es mich in meiner zweiten Woche auf der Überwachungsstation trotzdem eiskalt erwischt.

Und zwar als die Physiotherapeutin gemeinsam mit den Ärzten entschied, dass ich wieder fit genug bin, um mich auf ein Ergometerrad zu schwingen. Mit einem Widerstand von zunächst drei Watt sollte ich in die Pedale treten. Was so gut wie nichts war. Aber das war egal – die Challenge war ohnehin schon groß genug für mich. Schließlich sollte ich auf einem Ergometerrad trainieren. Auf einem Ding, das mich viereinhalb Jahre zuvor im Fitnessstudio fast das Leben gekostet hätte. Toll. Die Vorfreude war mir wahrlich ins Gesicht geschrieben … Stattdessen sah ich aus wie drei Tage Regenwetter inklusive Kellerüberflutung. Doch ich musste weiterkommen. Auch wenn das bedeutete, dass ich mich regelmäßig einer meiner größten mentalen Challenges stellen musste. Nichtsahnend, dass diese schon bei meiner zweiten Trainingseinheit ganz neue Dimensionen annahm.

Mein verhasstes Sportgerät stand im Fernsehzimmer ganz am Ende des Stationsganges. Ein ziemlich verlassener Ort, wenn nicht gerade einer der älteren Herren mit seinem XXL-Rücken-Po-Ausschnitt und Infusionsständer anmarschierte, um die neueste Folge

Der Bergdoktor anzuschauen. Somit war ich auch bei meiner zweiten Trainingseinheit alleine im Raum.

Die Physiotherapeutin, die mir morgens als Hausaufgabe aufgetragen hatte, eine Runde mit dem Rad zu fahren, war schon lange wieder auf anderen Stationen unterwegs. Und die Schwestern hatten alle gut zu tun. Ich zwang mich also alleine ins Fernsehzimmer, setzte mich auf das Ergometer und begann, mit drei Watt im Schneckentempo in die Pedale zu treten. Was gut klappte. Für die ersten drei Minuten. Denn in der vierten Minute spürte ich plötzlich ein bekanntes Stolpern in der Brust und kurz darauf nahm ich wahr, dass mein neues Herz zu rasen begann. Doch diese Veränderung war definitiv nicht mit meinen Seniorensport-Aktivitäten erklärbar. Ich bekam Panik. Was war das? Was geschah hier? War ich gerade dabei, mein zweites Mal Kammerflimmern auf dem Ergometer zu erleben?

Mindestens so schnell wie mein Herz seine Frequenz steigerte, startete auch mein Körper seinen Notfallplan, den er noch aus der Vergangenheit aus dem Effeff beherrschte. Ohne nachzudenken, sprang ich vom Ergometer und lief panisch und mit pochendem Herzen zum Schwesternzimmer. Hilfe, ich brauchte Hilfe. Schließlich war ich mit dem Ergometer alleine in einem Zimmer am Ende des Stationsganges. Hätte ich gerufen, hätte mich niemand gehört. Und dank des Stresses auf Station hätte mich wahrscheinlich auch erst Ewigkeiten später jemand bewusstlos auf dem Zimmerboden gefunden. Ein Notfallknopf war weit und breit nicht in Sicht. Also hatte ich nur einen einzigen Gedanken im Kopf: Ich muss es zum Gang schaffen. Sollte ich ohnmächtig werden, findet mich dort schneller jemand und kann Hilfe leisten. Am Ende schaffte ich es sogar bis zum Schwesternzimmer.

Kreidebleich, am ganzen Körper zitternd wie Espenlaub und mit panischem Gesichtsausdruck teilte ich den Schwestern mit, was gerade mit meinem Herzen geschah. Doch statt wie sonst aufgeregt den Arzt zu rufen und mich schnellstmöglich hinzulegen, blieben die Schwestern ganz entspannt. Ich verstand nur noch Bahnhof. Wieso waren die alle so ruhig? Musste ich erst jemanden davon überzeugen, dass ich eine tickende Zeitbombe war? Ich spürte ganz eindeutig, wie mein Herz in mir raste. Unnormal raste. Trotzdem brachten mich die Schwestern in aller Seelenruhe zurück in mein Zimmer, verkabelten mich mit der EKG-Überwachung und legten mich ins Bett. Auch dort hämmerte mein Herz noch immer wie wild in meiner Brust. Ich blickte auf den Monitor neben meinem Bett und sah schwarz auf weiß die Bestätigung meiner Sorgen: 120 Puls. Und das, obwohl ich inzwischen im Bett lag. Das war nicht normal! Aber warum ignorierten die Schwestern es dann?

Die Zahl auf dem Display ließ endgültig die Dämme in mir brechen und die Tränen liefen mir über die Wangen. Nun hatte ich ein neues Herz geschenkt bekommen und es geschah so etwas. Ausgerechnet während ich wieder auf diesem verdammten Ergometer saß. Hatte ich vielleicht doch kein ganz gesundes Herz bekommen? Oder habe ich eine Abstoßung? Wie kann es sein, dass so was überhaupt passiert? Und wie sollte ich bei solchen Erlebnissen Vertrauen in dieses neue pumpende Knäuel in meiner Brust gewinnen?

Ich konnte mich nicht beruhigen. Die Angst hing wie ein Stein in meinem Magen. Enttäuschung machte sich in mir breit. Enttäuschung darüber, dass mich diese Erlebnisse voller Panik offenbar auch nach der Transplantation weiter begleiten. Und zu viel Misstrauen fraß sich ganz plötzlich in mein neu gewonnenes Selbstvertrauen. Ich kämpfte noch Minuten später mit der Situation, als es an der Tür klopfte und ein Arzt mit einer Tablette Tavor in der Hand im Türrahmen erschien. Es war das einzige Medikament, das mir in der Vergangenheit immer zuverlässig dabei half, der Panik in mir Einhalt zu gebieten. Sofort schob ich mir die Tablette unter die Zunge, wo sie sich langsam auflöste und ihre Wirkung entfaltete, während der Arzt mir die Situation erklärte.

Ja, ich hatte eine Herzrhythmusstörung. Doch sie kam mit allerhöchster Wahrscheinlichkeit nicht wie früher aus der Kammer des Herzens, sondern aus den Vorhöfen, wodurch die Herzrhythmusstörung nicht gefährlich war.

»Ihr neues Herz wurde an einen Teil des Vorhofes Ihres alten Herzens transplantiert. Und dieser alte Vorhof kann Fehlsignale an Ihr neues Herz senden.«

Moment. Was waren das denn schon wieder für Informationen? Ich hatte noch einen Teil meines alten Herzens in mir? Und das neue wurde sogar drangenäht? Das war mir vollkommen neu. Aber umso wichtiger war auch diese Information. Denn mit dem Wissen, dass noch ein Teil meines alten Herzens da ist, verstand ich auch, warum solche Rhythmusstörungen entstehen konnten. Klar, mein altes Herz war von oben bis unten durchzogen von Narben. Sicher auch an den Vorhöfen. Da kann es gut sein, dass ein Teil des Vorhofes übergeblieben ist, der vernarbt ist und mein neues Herz ärgert. Doch noch viel wertvoller war diese Information für mich, weil ich dadurch verstand, dass der Schuldige mein altes und nicht mein neues Herz war. Es gab keinen Grund, dem neuen Herzen gegenüber misstrauisch zu sein. Im Gegenteil. Das neue Herz machte einen wunderbaren Job und wurde dabei nur von den Resten meines alten Herzens gestört.

»Das passiert kurz nach einer Transplantation öfters. Geben Sie Ihrem Körper Zeit, sich auf das neue Herz einzustellen. Nach drei Monaten verschwinden solche Vorfälle in der Regel«, versuchte der Arzt mich zu beruhigen.

Also gut. Dann wendete ich eben meine Allzweckformel für Rückschläge an. Das, was ich nicht verändern oder beeinflussen kann, akzeptiere ich. Und auf das, worauf ich Einfluss habe, lenke ich meinen Fokus: meine Einstellung, meine Haltung, meine Handlungen. Statt mich darüber zu ärgern, dass kaputte Teile meines alten Herzens zurückgeblieben sind und ich weiter mit Herzrhythmusstörungen leben muss, war ich froh, dass ich neuerdings ein gesundes Herz habe, das von selbst wieder in den Takt findet. Statt in ein depressives Loch zu fallen, weil Gefühle wie Angst und Unruhe mich auch nach der Transplantation noch begleiten, akzeptierte ich die Situation als weiteren Schwierigkeitslevel, das Vertrauen in meinen eigenen Körper zurückzugewinnen. Statt die Situation als Niederlage oder Schwäche abzustempeln, übte ich mich darin, sie als neue Challenge anzunehmen. Und statt daran zu zweifeln, diese Herausforderung meistern zu können, sprach ich mir Mut zu. Denn wollte ich nach all den harten Prüfungen, die mir das Leben schon aufgegeben hat, an dieser noch verzweifeln oder sie lieber, wie all die anderen Prüfungen, als Lehrstunde annehmen?

Das Leben hat mir die Chance gegeben, es viele weitere Jahre zu leben. Mit allem, was dazugehört. Also lebe ich auch. Egal was kommen mag. Denn sicher werden noch viele Hürden auf mich warten. Aber auch die werde ich überwinden. Weil ich unerschütterlich an das gute Ende glaube. Und die vergangenen Jahre die beste Schule für den Umgang mit schwierigen Herausforderungen war, die ich je bekommen konnte. Tief in mir spürte ich die feste Überzeugung, dass ich auch diese Situation meistern und mir ein für alle Mal mein Vertrauen zurückholen würde. Selbst wenn der Kopf beim Holpern in der Brust den Notfallknopf drückt, verstand ich, was der Arzt mir vorhin sagte. Die neuen Herzrhythmusstörungen waren nicht gefährlich. Ich wusste, warum sie entstehen. Und dieses Verständnis machte es leichter. Es half mir, den besagten Notfallknopf möglichst schnell wieder auszuschalten. Ruhig zu werden. Und meinem Herz die Zeit zu geben, um in seinen Takt zurückzufinden …

Diese Situation war die erste dieser Art. Aber sie blieb nicht die letzte. Auch in den darauffolgenden Wochen und Monaten überraschte mich das kurze Herzrasen gelegentlich. Ob beim Sport, beim Gehen oder einfach nur, wenn ich ruhig im Bett lag. Und natürlich hatte ich auch beim dritten, vierten oder fünften Mal Angst. Außer es gab einen wirklich nachvollziehbaren Grund dafür. Wie am 29. August 2021. Wie üblich warf mich Alex an diesem Tag um sieben Uhr morgens aus den Federn. Verschlafen begrüßte ich ihn mit einem kurz angebundenen »Morgen«. Mehr war fünf Sekunden nach der Tiefschlafphase nicht drin. »Servus. Hey, ich glaub, deine alte Zimmernachbarin war heute Nacht für ein paar Stunden im Zimmer nebenan«, begrüßte mich Alex mit seinem tirolerischen Dialekt. Fünfzehn Sekunden nach der Tiefschlafphase war ich hellwach.

»Bitte was?« Ich sah Alex mit großen Augen an.

»Ja, sie ist heute Nacht transplantiert worden.«

Ich war sprachlos. Und innerhalb von Millisekunden füllten sich meine Augen mit Tränen. Es ist wirklich geschehen? Abelina hat tatsächlich ihr Herz bekommen und darf jetzt auch ihr zweites Leben beginnen? Genau vier Wochen nach meiner eigenen Herztransplantation? Konnte es wirklich sein, dass meine Prophezeiung in der Nacht meines Anrufes Wirklichkeit geworden war und wir uns am Ende wie versprochen im Krankenhaus wiedersehen werden? Ich hechtete mit pochendem Herzen zu meinem Handy und schaltete den Flugmodus aus. Tatsächlich – es ploppte eine Nachricht von Abelina in der WhatsApp-Gruppe *Abis neues Leben* auf. Die Nachricht hatte sie um halb eins in der Nacht versendet, kurz nachdem sie ihren entscheidenden Anruf bekommen hatte. Während ich die Nachricht las, kullerten mir die Tränen nur so die Wangen herunter. Vor tiefster Freude und Dankbarkeit für Abelina. Endlich. Endlich hatte auch sie die viel längere, zermürbende Wartezeit geschafft und durfte wieder leben. Und gleichzeitig weinte ich, weil ich an ihren Heldenmenschen und die Familie dachte. Eine weitere Familie, die nun irgendwo da draußen zutiefst trauerte …

Eine Weile nach dem Aufstehen erfuhr ich, dass die Transplantation gut verlaufen war. Das neue Herz pumpte ganz brav in Abelinas Brust. Und weil das Wunder neun Tage vor meiner Entlassung geschah, hatte ich noch ausreichend Zeit, um Abelina vor meiner Fahrt in die Reha zu besuchen.

Bereits vier Tage nach ihrer Transplantation packte ich eine Handvoll Duplos und eine Cola-Dose aus meinem Vorrat und lief am Schwesternzimmer vorbei. »Ich bin mal kurz auf der Intensivstation. Meine alte Zimmernachbarin besuchen.« Abmelden war wichtig. Immer. Aber besonders, wenn es der allererste Gang ganz alleine aus der Station war. Ganz alleine durch dieses riesige Labyrinth, das sich Krankenhaus nennt. Und dann auch noch abends, wenn fast nichts mehr los war in dem riesengroßen Trakt. Ich war aufgeregt. Weil ich zum ersten Mal seit der Transplantation für ein paar Minuten keinen doppelten Boden hatte. Und dazu gleich Abelina wiedersehen würde.

Nervös startete ich meine Reise. Ohne eine Begleitperson. In ausgestorbenen Krankenhausgängen. Mit einem neuen pochenden Herzen in der Brust. Einige Minuten irrte ich im Krankenhaus herum, bis ich endlich meine alte Intensivstation fand, in der nun Abelina lag. Ich klingelte an der Eingangstür der Station und einer der Pfleger öffnete mir.

»Ach, Tamara. Wie schön, dass du vorbeikommst! Wow. Du siehst schon so viel fitter aus. Wie geht es dir?«

»Sehr gut, danke! Ein bisschen Bewegung macht ganz schön was aus. Ich bin wegen Abelina hier. Kann ich zu ihr?«

Ich sah mich um. Was für ein komisches Gefühl es war, plötzlich wieder auf dieser Station zu sein. Ganz ohne Gehwagen und andere Hilfsmittel.

»Ja natürlich, sie wartet schon. Aber du weißt Bescheid, du musst dich erst anziehen.«

Klar, jetzt war es ja genau andersherum. Nun hatte ich das Ganzkörperkondom zu tragen, um Abelina mit keinerlei Keimen in Berührung zu bringen. Ich warf mich in das schicke Grün und wenig später zeigte mir der Pfleger ihr Zimmer.

»Viel Spaß, sie freut sich so auf dich.«

Ich stand vor der Schiebetür, hielt noch mal kurz inne und atmete tief ein. Ja, dieser Moment war sehr emotional. Mehr als ich das erwartet hatte. Langsam schob ich die Tür ein wenig zur Seite und steckte meinen Kopf durch den Türspalt. Ich blickte zum Bett und tatsächlich, da lag sie. Verkabelt, mit einem großen Pflaster auf der Brust und mit einem großen Grinsen im Gesicht – Abelina.

»Heeeeey!« Und schon wieder hatten die Tränen freie Bahn und liefen wie Wasserfälle mein Gesicht herunter. »Ich kann's nicht glauben. Du bist wirklich hier und hast es endlich geschafft. Wie geht es dir?« Am liebsten wäre ich ihr vor Freude um den Hals gefallen. Doch auch ich musste mich nun zügeln. Ich wusste ja nur zu gut, dass größerer Körperkontakt erst mal verboten war. Stattdessen machte ich es mir auf einem Stuhl mit ein wenig Abstand zu Abelinas Bett bequem, während sie antwortete: »Ja, es geht schon, würde ich sagen.« Sie lächelte mich erschöpft an.

»Das ist der blöde Anfang. Glaub mir. Jeden Tag geht es nun ein Stück nach oben. Und hey, was habe ich dir in unserer letzten gemeinsamen Nacht gesagt? Ich wusste, dass wir uns hier wiedersehen würden.« Ich sah sie glücklich an. Ja, wir waren tatsächlich vereint. Wenn auch nur für kurze Zeit. Aber dafür mit zwei neuen Herzen. Angekommen in zwei neuen Leben.

Vor meiner Abreise besuchte ich Abelina noch zwei weitere Male. Brachte ihr aus meinem Vorrat erneut ein paar Süßigkeiten vorbei, damit sie nicht so wie ich unter der Fresskrise auf der Intensivstation leiden musste. Und zu Ehren unseres letzten gemeinsamen Abends bestellte ich uns eine Pizza ins Krankenhaus. Der Anblick, wie ich mit zwei Pizzaschachteln unterm Arm, einem Verteilerkabel am Hals und meiner SEK-Weste um den Oberkörper am Stationseingang der Intensivstation klingelte, war sicher legendär.

»So, jetzt ist es endgültig Zeit, tschüss zu sagen. Morgen geht's für mich an den Starnberger See.« Ich wusste, dass Abelina in eine andere Reha-Klinik wollte. »Halt noch durch. Das Schlimmste ist geschafft und in ein paar Wochen läufst du genauso rum wie ich. Und dann geht es bald nach Hause!« Ich lächelte ihr ein letztes Mal zu, verabschiedete mich herzlich und ging zurück zu meiner Station.

Es waren insgesamt fünf Wochen, die ich nach meiner Transplantation im Krankenhaus verbrachte. Eineinhalb Wochen auf Intensiv-, dreieinhalb auf der Überwachungsstation. Eine Zeit, die nicht mal im Ansatz reichte, um zu begreifen, was eigentlich passiert war. Auch wenn ich abends oft alleine in meinem Bett lag und meine fünfzehn Zentimeter lange Narbe betrachtete, die mich daran erinnerte, dass darunter etwas Neues schlug. Die Zeit reichte nicht, weil man nach der Transplantation erst mal damit beschäftigt ist, sich aufzurappeln. Sich aus den imaginären Handschellen und Zwangsjacken zu befreien, die nach der Transplantation noch an einem hängen. Doch mit jedem Kabel und jeder Metallklammer, die im Laufe der Zeit weniger werden, spürt man, wie man langsam wieder seine Flügel ausbreiten kann und sich das Gefühl von Freiheit einstellt.

Nach insgesamt 100 Tagen Krankenhaus war es endlich so weit. Es war Zeit, Abschied zu nehmen. Von meinen Ärzten. Von meiner Physiotherapeutin. Von meinen Schwestern und Pflegern. Und vor allem von Alex. Wir hatten uns in den dreieinhalb Wochen sehr aneinander gewöhnt. Und so fiel es mir tatsächlich schwer zu gehen. Obwohl ich die Freiheit außerhalb des Krankenhauses schon förmlich schnupperte.

Alex ging es genauso. Immerhin verlor er seine Lieblingspatientin und den täglichen Klatsch und Tratsch. Absolut verständlich, dass auch er traurig war. Dass er mich jedoch nur mit einem Abschiedsgeschenk gehen lassen würde, damit hatte ich nicht gerechnet. Als er am Tag meiner Abreise ein letztes Mal für ein Pläuschchen bei mir vorbeikam, trug er eine rote Papiertüte mit dem Logo von Omega, einer Schweizer Luxus-Uhrenmarke mit sich.

»Also, eine Uhr von Omega ist es jetzt leider nicht, aber ich fand die Tüte schön. Ich wollte dir ein kleines Abschiedsgeschenk mitbringen.« Ich sah in seine Kulleraugen, die gemeinsam mit seinem Grinsen regelrecht leuchteten, und mir kamen fast die Tränen, bevor ich die Geschenke auspackte. Alleine die Tatsache, dass er sich für meinen Abschied ein Geschenk überlegt hatte, überwältigte mich.

»Wie lieb bist du denn, Alex? Wow … danke!« Ich lächelte ihn an und kämpfte noch immer mit den Tränen, während ich in die rote Tüte griff und das erste Geschenk aus der Packung nahm. Nachdem ich es ausgepackt hatte, hielt ich einen braunen Lederumschlag für Bücher in den Händen. So wie früher in der Schule die durchsichtigen Umschläge, in welche man jedes Schulbuch einschlagen musste. Nur dieser war eben aus Leder.

»Den habe ich selbst gemacht. Genau abgemessen auf dein selbst geschriebenes Buch. Damit das Buch, aus dem du auf Lesungen liest, immer geschützt ist.«

»Wow«, ich sah mir den Umschlag mit der akkurat genähten Naht fasziniert an. »Wie lange hast du dafür gebraucht?«

»Na ja, schon eine ganze Weile. Sind einige Abende für draufgegangen«, antwortete Alex verlegen.

Ich schüttelte nur den Kopf und lachte. »Alex, du bist verrückt! Danke. Das ist wirklich etwas ganz Besonderes.«

»Aber ist ja nicht alles.« Alex erinnerte mich, dass da noch zwei weitere Geschenke in der Tüte warteten.

»Okay, mal sehen.« Als Nächstes zog ich eine Packung Trolli Glühwürmchen-Gummibären hervor.

»Das sind doch deine Lieblingsgummibären, oder?«

Dieses Mal musste ich schallend lachen. »Das hast du dir gemerkt?« Das war nun schon das zweite Mal, dass ich mich mit medizinischem Personal über meine Lieblingsgummibärchen unterhielt. Ich erinnerte mich, dass ich mit dem Pfleger auf der Intensivstation, auf der ich nach meinem ersten plötzlichen Herztod lag, ebenfalls über die Trolli-Glühwürmchen diskutiert hatte.

»Ja, sind sie. Danke! So überleb ich die Reha«, schmunzelte ich.

Zu guter Letzt zog ich ein ganz kleines Geschenk aus der Tüte. Es war ein Minitäschchen an einem Schlüsselanhänger. Ebenfalls aus Leder. Mit einem aufgenähten EKG in der unteren rechten Ecke. Und in dem Täschchen versteckte sich noch etwas. Etwas, das es ausbeulte. Ich sah Alex fragend an.

»In dem Täschchen ist ein Beatmungstuch. Solltest du vielleicht auch mal in die Situation kommen, jemanden reanimieren zu müssen, dann hast du in Zukunft immer ein Beatmungstuch an deinem Schlüsselanhänger und du kannst es nutzen, falls du mal eine Mund-zu-Mund-Beatmung machen musst. Übrigens, das EKG da unten, das ist das EKG deines neuen Herzens. Ich habe versucht, es so ähnlich wie möglich auf das Täschchen zu nähen.«

Spätestens jetzt war es endgültig vorbei. Mit Tränen in den Augen brachte ich gerade noch ein »Alex, das ist so unfassbar süß von dir« heraus, bevor ich ihm um den Hals fiel und die Tränen sich einen Weg nach draußen suchten. Er hätte mir den Abschied wirklich nicht schwerer machen können. Wie konnte ein Mann nur so süß sein? Seine Freundin hatte wirklich den absoluten Jackpot.

»Ich werde dich vermissen, Alex!«

»Ja, war eine schöne Zeit mit dir hier auf Station. Aber ich komm dich in der Reha besuchen, versprochen!«

Wir umarmten uns ein letztes Mal, bevor Alex zurück an die Arbeit musste und wenige Zeit später der Rettungsdienst bei mir klopfte, um mich nach 100 Tagen Krankenhaus in die Reha zu fahren. Ich hatte es endlich geschafft. Bye-bye, Krankenhaus. Und hallo Freiheit. Hallo liebes zweites Leben.

21. KAPITEL
LET'S TALK ABOUT … ORGANSPENDE!

Ich geb's ja zu! Mittlerweile mutiere ich zu so etwas wie einem wandelnden Priester auf Missionarsreise. Doch das Problem ist: Obwohl wir im 21. Jahrhundert leben, gibt es immer noch viel zu viele Irrtümer über das Thema Organspende. Also finde ich, ist es langsam an der Zeit, damit aufzuräumen und für etwas mehr Klarheit zu sorgen. Um nicht nur Sorgen und Ängste zu nehmen, sondern auch für mehr Transparenz zu sorgen. Denn eine Entscheidung sollte auf Fakten und nicht auf Unwissenheit und Angst beruhen. Also, let's talk about Organspende! Hier sind für dich die TOP 10 Irrtümer und die Wahrheiten dahinter:

1. **»Ich werde eh nie ein Organ brauchen.«**
   2021 standen 8730 Menschen auf der Warteliste für ein Spenderorgan.[14] Im selben Jahr starben 1,02 Millionen Menschen in Deutschland,[15] davon 447 473 Personen im Krankenhaus.[16] Im Durchschnitt wird nur ein Prozent der im Krankenhaus versterbenden Menschen als hirntot diagnostiziert.[17] Das wären 2021 4474 Menschen gewesen. **Die Wahrscheinlichkeit, ein Organ zu brauchen, ist also innerhalb eines Jahres fast exakt doppelt so hoch (8730) wie die Wahrscheinlichkeit, eines zu spenden (4474).** Gleichzeitig sollte man beachten: Eine Organspende kann auch durch plötzlich eintretende schwerwiegende Vergiftungen, unentdeckte Gendefekte oder Schwangerschaftskomplikationen wie das HELLP-Syndrom nötig werden. Bei der Entscheidung für oder gegen die Organspende sollte deshalb Folgendes immer im Hinterkopf behalten werden: Sag niemals nie …

2. **»Wenn ich einen Organspendeausweis habe, werde ich vielleicht schneller aufgegeben oder für tot erklärt, weil dringend Organe benötigt werden.«**
   Auch diese Befürchtung ist ein hartnäckiger Mythos. Voraussetzung für eine Organspende ist der vollständige und unumkehrbare Hirntod eines Patienten, der nur bei 1 Prozent der versterbenden Menschen in Deutschland eintritt und im Krankenhaus diagnostiziert wird. Das heißt, ein Patient, wie beispielsweise ein verunglückter Motorradfahrer, kommt nur als Organspender in Betracht, wenn er nicht an der Unfallstelle verstirbt, sondern noch lebend ins Krankenhaus kommt und dort der irreversible Hirntod eintritt. Dieser muss von zwei voneinander unabhängigen Ärzten im Abstand von mindestens zwölf Stunden festgestellt werden.[18] Bis dahin ist der Patient an lebenserhaltende Maßnahmen angeschlossen.

3. **»Aus gesundheitlichen Gründen kann ich leider kein Organspender sein.«**
   Derzeit ist eine Organspende nur ausgeschlossen, wenn eine akute Krebserkrankung vorliegt oder der Spender HIV-positiv getestet wurde. Bei allen anderen Erkrankungen entscheiden die Ärzte nach Befunderhebung, ob eine Organspende möglich ist. Zur Transplantation freigegebene Organe werden zum Entnahmezeitpunkt genauestens untersucht.[19] Als Hilfestellung für Ärzte kann man im Organspendeausweis Vorerkrankungen und einzunehmende Medikamente festhalten.

4. **»Meine alten Organe will doch eh keiner mehr.«**
   Für die Organspende gibt es weder ein Mindest- noch ein Höchstalter, da es in jedem Alter Patienten gibt, die auf ein Spenderorgan warten.[20] Die älteste Organspenderin hält aktuell in Italien den Altersrekord von 100 Jahren und spendete eine Leber.[21] Im besten Fall kann ein Mensch bis zu sieben Organe und mehrere Gewebearten spenden, wodurch bis zu sieben Menschenleben gerettet werden können.[22]

5. **»Wenn ich einen Organspendeausweis habe, dann bin ich auch Organspender.«**
Das stimmt so nicht! Denn ein Organspendeausweis ist nur eine Dokumentation des persönlichen Willens, wie im Fall des Todes verfahren werden soll. Das heißt, man kann darauf nicht nur festhalten, dass man einer Organspende einwilligt, sondern genauso auch vermerken, dass man widerspricht oder die Einwilligung auf bestimmte Organe begrenzt. Außerdem kann man die Entscheidung auf eine andere Person übertragen, die in dem Ausweis benannt wird.[23]

6. **»Mein Leichnam wird nach der Entnahme vielleicht nicht mehr von meinen Angehörigen zu erkennen sein und sie können sich dadurch nicht mehr richtig verabschieden.«**
Der operative Eingriff einer Organentnahme erfolgt mit der gleichen chirurgischen Sorgfalt wie jede andere Operation auch. Nach der OP verschließt der letzte anwesende Arzt die Operationsschnitte des Verstorbenen und klebt ein Pflaster darüber. Pflegekräfte reinigen den Toten, entfernen alle Kanülen und Schläuche und bahren ihn würdig auf. So können sich die Angehörigen verabschieden. Die Ärzte sind gesetzlich verpflichtet, die Möglichkeit des Abschiednehmens anzubieten.[24]

7. **»Ich will nicht, dass meine Organe vielleicht an Menschen gegeben werden, die Ärzte bestechen.«**
In Deutschland ist der Handel mit Organen verboten und gemäß § 18 Transplantationsgesetz unter Strafe gestellt.[25] Außerdem wurde 2012 das deutsche Transplantationsgesetz verschärft, wodurch unter anderem Kontrollen umfangreicher gestaltet wurden.[26]

8. **»Aus religiösen oder ethischen Gründen lehne ich eine Organspende ab.«**
Was viele nicht wissen: Die evangelische und katholische Kirche sowie der Zentralrat der Muslime befürworten die Organspende als einen Akt der Nächstenliebe und der Solidarität mit Kran-

ken und Behinderten. Die jüdische Gesetzgebung erkennt den Hirntod dagegen nicht als Lebensende an, weshalb Organentnahmen erst gestattet sind, wenn das Herz nicht mehr schlägt. So ist nach dem Tod aber zum Beispiel noch die Übertragung der Augenhornhaut möglich.[27]

9. **»Wenn ich mich nicht für die Organspende ausgesprochen habe, dann werden mir auch keine Organe entnommen.«**
   Ganz so einfach ist das nicht. Denn hat ein Patient nicht selber eine Entscheidung für oder gegen eine Organspende (§ 3 TPG) getroffen, sind die nächsten Angehörigen angehalten, im Sinne des Verstorbenen zu entscheiden. Maßgebend ist der (mutmaßliche) Wille des Verstorbenen. Erst wenn dieser nicht ermittelbar ist, entscheiden die Angehörigen nach ihren eigenen Vorstellungen.[28] Besonders um seine Angehörigen vor dieser schweren Entscheidung in einer emotional sehr belastenden Situation zu bewahren, sollte man zu Lebzeiten eine Entscheidung treffen, diese festhalten und kommunizieren. Außerdem sollte man eine weitere Sache beachten: Bei Auslandsaufenthalten gilt die Organ- und Gewebespende-Regelung des jeweiligen Landes. Nicht nur für Staatsangehörige, sondern für alle Menschen, die sich in diesem Land aufhalten. Deutschland ist etwa in Europa noch das einzige Land mit der Entscheidungslösung. In den meisten anderen Ländern, wie Spanien, Italien, Österreich, gilt die Widerspruchslösung. Hat man in diesen Ländern also nicht vor seinem Ableben der Organspende widersprochen, können die Länder aus rein rechtlicher Sicht die Organe zur Spende freigeben (BZgA, 2023).

10. **»Eine Erklärung für die Organspende bringt bei mir eh nichts. Ich habe meinen Organspendeausweis nie dabei.«**
    Der Organspendeausweis ist eine von mehreren Möglichkeiten, deinen Willen zum Thema Organspende festzuhalten. Genauso kannst du deinen Willen in einer Patientenverfügung kommunizieren. Oder aber du dokumentierst ihn im Notfallpass deines Handys. Wenn du richtig mutig bist, kannst du dir sogar das Or-

ganspendetattoo von Junge Helden tätowieren lassen, das von vielen Tattoostudios in Deutschland kostenfrei gestochen wird. Mehr Informationen darüber erhältst du auf www.junge-helden.org. Doch neben all diesen Dokumentationen ist eine Sache am allerwichtigsten: Vergiss nicht, deinen Angehörigen von deiner Entscheidung zu erzählen.

Dir fehlt in dieser Liste die Antwort auf eine wichtige Frage? Dann schau einfach mal auf der Website des Bundesgesundheitsministeriums vorbei, welche ich im Endnotenverzeichnis aufgelistet habe. Hier findest du noch viele weitere Fragen und Antworten zum Thema Organspende. Einen Organspendeausweis als Plastikkarte kannst du außerdem jederzeit kostenfrei auf www.organspende-info.de bestellen.

22. KAPITEL
DU SCHON WIEDER?

6. September 2021

Der Krankenwagen bog in die Einfahrt der Reha-Klinik ein, während ich hinten im Wagen auf einem ausklappbaren Sitz saß und die Klinik durch das kleine Fenster zum Fahrer erkannte. Ein wohliges Gefühl machte sich in mir breit. Als würde ich seit langer Zeit wieder ein altes Zuhause besuchen. Was wohl kaum verwunderlich war. Weil ich den Anblick, der sich mir bot, nur zu gut kannte. Es war mein drittes Mal in dieser Klinik. Mein dritter Aufenthalt innerhalb von dreieinhalb Jahren. Und auch wenn ich diesen Ort immer nur besuchte, nachdem schlimme Dinge geschehen waren, verband ich viele positive Erinnerungen damit.

Wie zum Beispiel die vielen lustigen Abende mit meiner in die Jahre gekommenen Reha-Clique, bestehend aus Manfred, Karl, Alois und Gustav. Meine Zeit mit Timo, der so alt war wie ich und ebenfalls einen plötzlichen Herztod erlitten hatte. Die vielen Bingoabende, Minigolf-Matches und Besuche bei den weißen Hirschen, die auf dem Klinikareal ihr Gehege hatten. Ich schmunzelte, als ich an den Küchenjungen dachte, der sich zu meinem kleinen Stalker entwickelte und vor dem mich Gustav regelmäßig rettete. Und ich dachte an Tina. Die Physiotherapeutin mit den eisblauen Augen, dem dunkelblonden Bob und der unaufhörlichen guten Laune. Sicher war sie immer noch da. Doch wenn ich meine Zeit nicht mit ihr und den Therapiestunden verbrachte, dann gab es die vielen Nachmittage und Abende, die ich in der Klinik, im hauseigenen Café oder am Starnberger See verbrachte, um mir die Seele aus dem Leib zu schreiben. Ich warf den Blick auf meine Tasche, die neben mir lag und in der mein Laptop verstaut war. In der Wartezeit auf mein Herz hatte ich erneut mit dem Schreiben begonnen. Sicher würde ich die Zeit hier wieder nutzen, um in die Tasten zu hauen und all das Geschehene damit zu verarbeiten.

Der Fahrer des Krankenwagens riss mich aus meinen Gedanken. Er hielt vor dem Eingang der Reha-Klinik an. Kurz darauf öffnete die zweite Sanitäterin die Türen. Mit nach wie vor zittrigen Oberschenkeln bewegte ich mich die eine Stufe runter aus dem Wagen und sah im Augenwinkel, wie jemand angerannt kam.

»Tamara, du bist da!«, rief eine blonde junge Frau mit freudigem Gesicht, während sie mit letzter Puste bei uns ankam und mich stürmisch umarmte. Die junge Frau war Katha. Sie war so alt wie ich und selbst Patientin in der Reha-Klinik. Was jedoch ein glücklicher Zufall war. Wir kannten uns bereits seit einigen Monaten. Dank des digitalen Zeitalters und Instagram.

»Katha, ich freu mich mega, dich endlich persönlich kennenzulernen!«

Wie schön es war, eine Gleichgesinnte im Arm zu halten und nun die nächste Etappe zumindest ein Stück mit ihr gemeinsam zu gehen. Auch wenn unsere Geschichten nicht ganz gleich waren. Denn bisher verbanden uns zwei kranke Herzen, gleiche Ängste und ähnliche Kämpfe mit Ärzten. Doch Katha lebte noch mit ihrem eigenen Herz und trug zusätzlich einen Schrittmacher in ihrer Brust. Weil ihr Herz aufgrund eines angeborenen Fehlers chronisch zu langsam schlägt, ist sie darauf angewiesen, dass das Gerät mit elektrischen Impulsen ihre Herzfrequenz steigert. Somit war ihr Herz genau das Gegenteil von meinem alten Herzen, das häufig zu schnell war und deshalb als Unterstützung einen Defibrillator brauchte.

Nach unserer stürmischen Begrüßung betraten wir gemeinsam mit den Sanitätern das Klinikgebäude, das sich in den vergangenen drei Jahren kein bisschen verändert hatte. Wir liefen am Empfang vorbei durch den noch immer endlos wirkenden Gang, der zum Kardiologiebau führte. Katha musste zu ihrer nächsten Anwendung, weshalb sie auf halber Strecke in die Bäderabteilung abbog.

Die Sanitäter begleiteten mich den restlichen Weg wie zwei Bodyguards mit meinen Taschen und Beuteln in den Armen. Bis wir an unserem Ziel standen und ich den altbekannten Geruch der Station wahrnahm. Eine Schwester begrüßte uns freundlich und verkündete nach einem Blick auf die Ankunftsliste, auf welchem Stockwerk mein Zimmer für die nächsten Wochen war: »Dieses Mal bist du auf Stockwerk minus eins.« Na wunderbar. Ich landete wirklich im Keller? Okay, genau genommen war es nicht der Keller. Sondern das Erdgeschoss. Aber trotzdem sah dieses Stockwerk schon damals ziemlich düster aus. Erst als ich tatsächlich in meinem neuen Zimmer stand, war ich ein wenig besänftigt. Zumindest das war relativ hell. Doch das war's noch nicht mit den Neuigkeiten. Die Schwester hatte mehr zu verkünden.

»Du darfst leider nicht wie die anderen im Speisesaal essen. Weil du als frisch Transplantierte Kontakt zu vielen Menschen meiden musst. Du isst mit den Patienten, die es nicht schaffen, bis zum Speisesaal zu laufen. Hier in unserem kleinen Speisezimmer auf der Etage.«

Och nö. Sofort sprang meine Laune wieder passend zu meinem Aufenthaltsort in den Keller. Diese Neuigkeit bedeutete, dass ich weder mit Katha essen durfte, noch dass ich bei diesem Aufenthalt Chancen auf eine coole Reha-Clique hatte. Stattdessen stand die nächsten Wochen Dinieren mit dem besonders angeschlagenen, senilen Publikum auf dem Plan. Geil ... ich konnte es kaum erwarten.

Nachdem die Schwester mir die ersten Regeln für die nächsten Wochen mitgeteilt und die Sanitäter mein Hab und Gut im Zimmer abgeladen hatten, verabschiedeten sich alle von mir. Kurz darauf stand ich alleine in meiner neuen Sardinenbüchse, in die gerade so ein Einbauschrank, ein kleines Bett und ein Tisch mit einem Stuhl passten. Immerhin hatte ich nun endlich ein kleines eigenes Bad mit Dusche. Erschöpft setzte ich mich erst mal auf mein Bett und sah mich um. Ich spürte, wie ein ungutes Gefühl in meiner Magengegend hing. Denn eine wichtige Sache fehlte plötzlich. Etwas, das 100 Tage rund um die Uhr bei mir gewesen war. Und zwar das EKG-Gerät, das meinen Schwestern jederzeit ein Signal per Fernüberwachung gab, wenn etwas Gefährliches mit meinem Herz geschah. Doch das war nun ein für alle Mal Vergangenheit. Mir blieb nur noch ein Notfallknopf, den ich sofort neben meinem Bett platzierte. Griffbereit, sollte etwas passieren. Nachdem ich meine Gedanken sortiert hatte, begann ich meine Sachen auszupacken. Kurz darauf klopfte es an der Tür. Sicher war es die Schwester, die etwas von mir wollte.

»Ja?«

Die Tür öffnete sich und zwei eisblaue Augen erschienen im Türspalt. Es war Tina.

»Tamara!« Sie stürmte auf mich zu und umarmte mich fest.

»Mir hat ein Vogel gezwitschert, dass du schon wieder zu uns kommst. Sag mal, was machst du denn für Sachen?« Sie grinste mich mit ihren strahlenden Augen an.

»Na ja, ich dachte mir ganz oder gar nicht. Diese halbe Lösung mit dem Defi war einfach nichts für mich«, flachste ich rum.

»Und dir geht es jetzt gut?«

»Ja. Auch wenn es ein paar Startschwierigkeiten gab. Aber jetzt bin ich hier und hoffe, ein wenig Vertrauen in meinen Körper zurückzugewinnen.«

»Na, das kriegen wir hin. Jetzt pack erst mal aus und danach freu ich mich, dich beim Ergometertraining zu sehen. Bis dann.«

Hach, schon wieder dieses eklige Wort. Mit Sicherheit würde ich hier nicht auf das Ergometer steigen, um die nächste Panikattacke heraufzubeschwören. Dieses Mal würde das Laufband herhalten müssen.

Und genau so war es während meiner ersten Tage am Starnberger See. Ich trainierte meine Muskeln auf dem Laufband und schnupperte endlich regelmäßig die frische Luft im großen Klinikpark. Saß stundenlang plappernd mit Katha auf der Wiese und genoss die letzten Sonnenstrahlen des Sommers auf der Haut. Es war inzwischen Mitte September und der Herbst lag in der Luft. Wenn ich meine Zeit nicht draußen verbringen konnte, dann entspannte ich bei der Massage oder der Wärmebehandlung. Die ich dringend nötig hatte, weil ich dank des nach wie vor bestehenden Umdrehverbots und meiner unerträglichen Rückenschmerzen keine Nacht durchschlafen konnte. Oder ich hatte Therapiestunden mit der Psychologin, die in den ersten zwei Wochen nur darauf verwendet wurden, mich meine Geschichte erzählen zu lassen. Und nicht zuletzt waren da noch die Fitnessstudioeinheiten, die zum Reha-Programm gehörten und regelmäßig absolviert werden mussten.

Ich spürte, wie mein Körper jeden Tag ein Stückchen stärker wurde. Und ich ein wenig mutiger. Sogar so mutig, dass ich mich nach einer Woche endlich traute, den Weg runter zum See zu gehen.

»Du, sag mal, würdest du mich begleiten?« Ich sah Katha bittend an, während ich mir meinen Reha-Turnbeutel auf den Rücken schwang.

»Klar, auf geht's.« Voller Tatendrang lief Katha direkt los und zog mich hinter sich her.

Dieser Schritt war kein einfacher für mich. Nicht nur, weil der See lockere 400 Meter von der Klinik und damit von jeglichem medizinischem Personal entfernt war. Sondern auch, weil mich insgesamt 90 Stufen vom See trennten. Stufen, vor denen ich großen Respekt hatte. Weil sie meinen Puls nach oben treiben, mein Herz fordern und vielleicht auch meinen alten Vorhof durcheinanderbringen konnten. Auf keinen Fall wollte ich erneut dieses Herzrasen aus dem Krankenhaus spüren. Doch ich musste vorankommen. Und außerdem vermisste ich den Blick auf den Starnberger See. Seit einer Woche war er so nah und dennoch so fern.

Nach zehn Minuten Spaziergang kamen wir an den Stufen an. Jeder Schritt, der nun folgte, würde später eine Herausforderung werden. Nun, Katha ließ mir keine Zeit, weiter darüber nachzudenken.

»Los, komm.« Sie stand schon auf der fünften Stufe, als ich ihr folgte. Bei jeder Stufe, die ich nahm, schwang der Gedanke mit: *Später musst du den ganzen Weg wieder hoch.*

Erst nach einer Weile gelang es mir, das Gedankenkarussell abzustellen. Spätestens als ich endlich den Steg betrat, der zur Klinik gehörte und in den Starnberger See mündete. Schritt für Schritt gingen Katha und ich weiter, bis wir ganz vorne standen und sich der See uns in seiner ganzen Schönheit präsentierte. Tiefes Glück machte sich in diesem Moment in mir breit. Endlich war ich wieder da. Drei Jahre und ein Herz später.

Ich blickte auf das Wasser und beobachtete das Sonnenlicht, das sich an der Wasseroberfläche brach und in tausend Glitzerpünktchen verwandelte. Enten schwammen vorbei und ich nahm im Hintergrund das schöne Geräusch von Wellen wahr, die ans Ufer anspülen. Es war purer Balsam für meine Seele. Ein weiter Blick, Natur und Wasser. Mehr brauchte ich nicht, um glücklich zu sein und Ruhe in mir einkehren zu lassen. Genau das hatte in den vergangenen Monaten so sehr gefehlt. Wir saßen mindestens zwei Stunden am Steg und genossen den Ausblick, bis es Zeit für das Abendessen war.

»So, wir müssen zurück!«, läutete Katha den Heimweg ein. Am liebsten wäre ich für immer am Steg sitzen geblieben, um die Stufen zu vermeiden, die ich nun gleich gehen musste.

»Okay. Zeit, die Zähne zusammenzubeißen.« Sofort machte sich die Angst in meinem Bauch breit und mein Herz begann allein durch den Adrenalinschub schneller zu schlagen.

»Nimm dir die Zeit, die du brauchst. Mach's einfach langsam.«

Katha ging die ersten Stufen hoch, während ich noch meinen Mut zusammensammelte und auf die erste Stufe starrte.

»Also gut, dann mal los.« Ich setzte mit pochendem Herzen einen Fuß vor den anderen. Langsam. Und mit regelmäßigem Blick auf meine Smartwatch. Stufe für Stufe kämpfte ich mich nach oben und durch meine Angst, die nur darauf wartete, sich in Panik verwandeln zu können. Bis ich nach fünfzehn Minuten die letzte Stufe nahm und auf die Klinik blickte.

»Yeah, du hast es geschafft. Du kannst stolz sein«, lobte mich Katha.

Das war ich. Und wie. Denn es war ein riesengroßer Schritt gegen meine Angst und für neues Vertrauen in meinen Körper und mein neues Herz.

Doch wenige Tage später holte mich die Realität wieder ein … Katha verließ mich eineinhalb Wochen nach meiner Ankunft. Ihre Reha-Zeit war vorbei. Und mir fehlte sofort ihre quirlige Art. Genauso wie unsere selbst eingeführten Abendessens-Dates, die wir heimlich eine Stunde nach dem offiziellen Abendessen in meinem Speisezimmer führten. Damit wir zusammen essen und gemeinsam den Abend verbringen konnten. Mir fehlten unsere Ausflüge in die nächste Stadt, um frische Lebensmittel und Süßigkeiten einzukaufen, einen Kaffee im Strandcafé zu genießen oder einen Friseurtermin wahrzunehmen, um sich endlich wieder wie ein gepflegter Mensch zu fühlen. Und mir fehlte eine Person, die weiter mit mir das Klinikareal erkundete. Denn ab jetzt musste ich da alleine durch, wenn nicht gerade einer der Reha-Kurse draußen stattfand.

Doch die ersten eineinhalb Wochen gaben mir eine Menge Mut und Selbstvertrauen. So viel, dass ich kurze Zeit nach Kathas Abreise den nächsten Schritt wagte: ganz alleine durch den Wald zu spazieren. Ich packte meinen Reha-Turnbeutel, steckte meine AirPods in die Ohren und lief motiviert los. Bis zum Barfußpfad, der etwas versteckt mitten im Wald lag und den wir kürzlich mit der Reha-Truppe erkundet hatten. Es war ein schöner Weg zwischen Bäumen und Büschen, weshalb ich ihn für meinen ersten Gang alleine durch die Pampa auswahlte. Doch als ich wenig später mitten im Wald stand, spürte ich ein altbekanntes Gefühl in meiner Magengegend. Ein komisches Aufgeregtheitsgefühl, das mir schon in der Vergangenheit immer eindeutig etwas Negatives prophezeite. Und gleichzeitig begann plötzlich mein Herz zu rasen. Verdammt … Ich sah mich um. Weit und breit waren nur Bäume. Und ich mitten auf einem Trampelpfad, auf dem im Normalfall kein Spaziergänger vorbeikam. Ich wurde panisch und spürte, wie die Angst in meinem Bauch immer größer wurde. Ich musste hier weg. Wie damals, als ich im Fernsehraum auf der Überwachungsstation war. Sofort begann ich schneller zu gehen, um den geteerten Weg zu erreichen. Nur nicht zu schnell, damit mein Herz nicht noch schneller raste. Hauptsache, ich schaffte es bis zu dem Weg, an dem mir Menschen begegnen konnten. Wenn ich dort umfallen würde, könnte man mich zumindest rechtzeitig finden …

Doch ich schaffte es sogar bis zur Klinik. Als ich das Gebäude und die Menschen sah, ebbte die Panik in mir langsam ab. Und ich konnte wieder klare Gedanken fassen. Scheinbar war das kein lebensgefährliches Ereignis gewesen. Warum trickste mich mein Körper so aus? Konnte ich nicht mehr auf die Signale vertrauen, die er mir gab? Wieso war diese Panik noch immer so präsent? Obwohl ein neues gesundes Herz in mir schlug?

Der Grund war eine Posttraumatische Belastungsstörung. Ein Andenken der Vergangenheit, das mich wohl noch lange begleiten und mich ab und an heimsuchen würde. Doch auch hier gibt es etwas, das einem helfen kann. Und das sind nicht nur Medikamente. Sondern auch Menschen, etwa eine gute Psychologin oder ein guter Psychologe. So wie Yana, meine Psychologin zu Hause, die mich seit meinem zweiten plötzlichen Herztod behandelte und, wie ich, nur darauf wartete, dass ich von der Reha nach Hause kam, um sie regelmäßig zu besuchen. Bis dahin musste ich mir anders helfen.

Mich anders bei Laune halten und das Erlebte verarbeiten. Die Psychologentermine, die von der Klinik angeboten wurden, waren nicht sonderlich hilfreich. Sicher auch, weil sie nur einmal pro Woche stattfanden.

Stattdessen bekam ich viel Besuch von Freunden und Familie und ich machte kurz nach Kathas Abreise neue Bekanntschaften in der Reha. Dank der Teilnahme an der Frauensportgruppe lernte ich drei wunderbar liebe Frauen kennen, die gemeinsam mit mir spazieren gingen und mir den ein oder anderen Abend bei einem alkoholfreien Drink im Klinik-Café versüßten. Oder aber ich versank in Buchstaben und Zeilen, die ich in meinen Laptop tippte, während ich in der Sonnenliege auf dem Reha-Gelände lag oder am Steg mit Blick auf das Wasser saß. Einfach loslassen, die Gedanken kommen und gehen lassen und aufschreiben, was die Seele gerade fühlt …

23. KAPITEL
EIN LEBEN LANG MIT DIR IN MIR

16. Oktober 2021 – 77 Tage nach der Herztransplantation

Bum-bumm, bum-bumm, bum-bumm …

Ich sitze am Steg, blicke hinaus aufs Wasser, lasse meine Haare vom Wind durch die Luft wirbeln und höre meinem Herzen zu. Höre ihm zu, wie es ruhig und regelmäßig in meiner Brust schlägt. Ja, es fühlt sich fast an wie die Wellen, die vor mir in regelmäßigen Abständen ruhig, aber kraftvoll auf dem Wasser dahinziehen. Wellen, die in meinem Inneren das Blut durch meine Adern pumpen, und gleichzeitig unsägliche Dankbarkeit durch meinen Körper spülen.

77 Tage gehen wir nun schon unseren Weg zusammen. Kämpfen uns gemeinsam aus dem Schmerz, aus der Kraftlosigkeit, aus der Angst zurück in ein neues Leben. In ein gemeinsames Leben, das wir von nun an teilen. Wir sind ein Team, das wir wohl beide nie sein wollten, aber nun, nachdem das Schicksal uns zusammengeführt hat, wollen wir nie mehr ohne einander sein. Weil es uns ohne einander nicht mehr geben würde. Ohne den anderen Teil gäbe es keine zweite Chance, kein zweites Leben.

Mit jeder Welle, die durch meinen Körper zieht und mich mit Leben versorgt, möchte ich dich näher kennenlernen. Dich, mein neues Herz. Unermüdlich und beständig, ruhig und kräftig schlägst du in meiner Brust. Als wäre es das Selbstverständlichste der Welt, einen fremden Körper mit Leben zu versorgen. Einfach für ihn da zu sein. Während das alte Zuhause für immer fort ist.

Jeden Tag spüre ich dich tief in mir. Das kräftige Pumpen. Das regelmäßige Hämmern gegen meine Rippen. Kann es sogar sehen, wenn ich mich flach hinlege und die Augen Richtung Brustkorb senke. Dieses Auf und Ab, mit dem sich meine linke Brust in schnellem Stakkato deinem Pochen fügt. Ein Gefühl, das manchmal noch immer beängstigend ist. Weil es so stark ist.

Ich will wissen, wer mir da jeden Tag, jede Minute und jede Sekunde Leben schenkt. Von Tag zu Tag wird der Wunsch größer zu erfahren, welche Seele zuvor in dir gewohnt hat. Weil ich ständig das Gefühl habe, dass diese Seele um mich herumschwirrt. Dass sie in meiner Nähe ist. Ich ihre Worte aber nicht hören kann. Und trotzdem sind wir miteinander verbunden. Durch dich, mein liebes Herz. Was würde ich darum geben, dich nicht nur zu spüren, sondern dich bis in die Tiefe zu verstehen. Zu erfahren, welches Naturschauspiel, welche Menschen, welche Hobbys, welche Träume und welche Ziele dich noch vor wenigen Monaten schneller schlagen ließen. Gab es einen großen Wunsch, den dein altes Ich sich unbedingt erfüllen wollte, aber nicht mehr genug Zeit dafür hatte? Wie gerne würde ich diesen Wunsch erfahren und ihn zu Ehren deines wundervollen alten Ichs in die Tat umsetzen. Damit wenigstens ein Teil von ihm noch diesen großen Wunsch erleben darf. Es wäre wohl neben dir, mein liebes Herz, das zweitgrößte Geschenk, wenn ich irgendwann Antworten auf all meine Fragen bekäme. Und ich meine Dankbarkeit zum Ausdruck bringen könnte. Denn diese unfassbar große Welle an Dankbarkeit schlägt tagtäglich mit Wucht über mir zusammen und lässt einen kribbelnden Schauer in meinem ganzen Körper zurück. Manchmal fühlt es sich fast unerträglich an, dass diese Dankbarkeit in mir zurückbleibt und mich fast explodieren lässt, weil die Energie ausbrechen und die Menschen überschwemmen möchte, die mir diese zweite Chance geschenkt haben.

Allen voran dich, meinen Heldenmenschen. Denn auch wenn du nicht mehr auf dieser Welt bist, spüre ich, dass du noch da bist. Dass du tagtäglich in meiner Nähe bist. Dass du auf einer anderen Ebene in mir weiterlebst. Und auch wenn ich in vielen Situationen ein Kopfmensch bin, bin ich nach den Erlebnissen der vergangenen Monate überzeugt davon, dass du noch da bist. Auf eine andere Art und Weise, als es unser Verstand zu wissen glaubt. Es ist ein Gefühl. Und ja, Gefühle sieht man nicht – sie sind nicht greifbar. Und trotzdem glauben wir an sie und sie sind in unserer vom Verstand getriebenen Welt existent. Weshalb können wir dann nicht auch daran glauben, dass Seelen uns nach dem Tod begleiten? Sie sind nicht zu sehen, aber man kann sie spüren, wenn man nur genau hinfühlt.

In diesen Sekunden schreibe ich die letzten Worte herunter. Während mir gleichzeitig die Tränen über die Wangen laufen und eine spontan gewählte Playlist mir aus meinen AirPods ins Ohr trällert. Ich blicke auf den See, lasse meine Gedanken schweifen, bevor ich weitertippen möchte, und plötzlich drängt sich die Musik und ihr Text in mein Bewusstsein:

You'll be in my heart – Phil Collins
(Übersetzung in Auszügen)

Komm, hör auf zu weinen
Alles wird gut

Für jemand so Kleines
Wirkst du so stark

Die Verbindung zwischen uns
Kann nicht zerbrechen
Ich werde hier sein, weine nicht

Denn dir gehört mein Herz
Ja, dir gehört mein Herz
Von diesem Tag an
Jetzt und für immer
Dir gehört mein Herz
Egal was sie sagen
Dir gehört mein Herz
Immer

Warum können sie nicht verstehen
Was wir fühlen
Sie vertrauen einfach nicht auf das
Was sie nicht erklären können

Ich weiß, dass wir verschieden sind
Aber tief in uns drin
Sind wir gar nicht so verschieden

Ich werde bei dir sein
Schau einfach über deine Schulter
Ich werde da sein

Und wieder ist er da, dieser unfassbare Schauer, der wie ein Blitz einschlägt, auf meinem ganzen Körper Gänsehaut zurücklässt und tief in mir drin eine Welle der Dankbarkeit lostritt. Ich blicke über meine Schulter und nehme plötzlich ein flackerndes Licht im linken Augenwinkel war. Ich drehe mich um, doch da ist nichts. Warst du das?

Ist es Zufall, dass in diesem Moment dieses Lied lief? Ein Lied, das man ins Deutsche gerne in »Du wirst in meinem Herzen sein« übersetzen würde. Doch Phil Collins übersetzt es in »Dir gehört mein Herz«. Als würden die Gedanken meiner Seele und der Seele meines Heldenmenschen in einem Lied verschmelzen. Nein, das konnte unmöglich ein Zufall sein … Danke für diese Botschaft. Ich wusste, du bist da. Ob hinter meiner Schulter oder tief in mir drin. Du bist da. Wir gehen den Weg nun zusammen, und zwar für immer verbunden durch dein Herz.

Sag, bist du bereit, die Welt mit mir gemeinsam noch ein wenig aufzumischen?

24. KAPITEL
DAS ENDE EINER LANGEN REISE

10. November 2021

Sechs Wochen Reha sind vorbei. Sechs Wochen voller schöner Besuche von Freunden und Familie. Voller Erfolgserlebnisse, Fortschritte, schöner Spaziergänge, lustiger Abende mit meinen Reha-Freundinnen und emotionaler Stunden, die ich mit Gedanken an meinen Heldenmenschen verbrachte. Doch nun war auch diese Etappe an ihrem Ende angekommen. Und es war Zeit, endlich wieder nach Hause zu gehen.

Bereits einen Tag vorher verabschiedete ich mich während der letzten Anwendungen bei meinen Therapeuten, bei Tina und abends bei den Reha-Girls, die mich die letzten Wochen begleiteten. Und auch sonst war schon am Abend alles gepackt. Denn mein Taxi am nächsten Morgen startete um 6.30 Uhr. Ein kleiner Zwischenstopp im LMU Klinikum Campus Großhadern stand noch an, bevor es endgültig nach Hause ging. Und zwar für die erste Gewebeentnahme an meinem neuen Herzen. Eine Routineuntersuchung, um potenzielle Abstoßungsreaktionen zu erkennen und daraufhin behandeln zu können.

Das Prozedere kannte ich schon aus der Vergangenheit. Wobei die Nummer dieses Mal ein wenig anders ablief. Denn statt wie gewohnt den Eingriff unter Propofol über mich ergehen zu lassen, hatten die Münchner Ärzte unter dem Motto »Mittendrin statt nur dabei« ein ganz besonderes Erlebnis für mich geplant. Ich durfte, oder eher musste, bei vollem Bewusstsein miterleben, wie die Ärzte den Katheter in meinen Venen durch den Körper schieben und anschließend das Gewebe aus meinem Herzen entnehmen. Und damit ich das auch so richtig genießen konnte, gab es nicht mal ein Beruhigungsmittel für mich. Betteln war erfolglos. Wäre das nicht traurig und traumatisch genug gewesen, hatten die Ärzte aber noch ein weiteres Highlight für mich parat.

»Wir werden bei dieser Biopsie durch die Halsvene gehen und den Katheter von dort aus in ihr Herz schieben. So können wir die Gewebeprobe entnehmen, ohne dass sie stationär bleiben müssen.«

Das waren die Worte meiner zuständigen Ärztin gewesen, als wir das Prozedere einige Wochen zuvor noch während meines Aufenthaltes in der Überwachungsstation besprachen. Womöglich wollte mir die Medizinerin damit sogar eine Freude machen, weil ich mir ohne Propofol und bisher üblichen Schnitt an der Leiste eine Nacht im Krankenhaus sparte, aber ich war alles andere als begeistert. Reichte es nicht, bei vollem Bewusstsein die OP miterleben zu müssen? Musste es zu allem Überfluss über den Hals, direkt neben meinem Kopf sein? Mühevoll hatte ich diese Vorstellung in den vergangenen Wochen verdrängt. Doch nun war sie zurück in meinem Bewusstsein, während ich mit dem Taxifahrer zur Klinik fuhr und eine Stunde später davor ausstieg.

Nach fünfzehn Minuten Wanderung durch die Krankenhausgänge kam ich im Herzkatheterlabor an, wo schon alles vorbereitet war. Es fehlte nur noch, dass ich mich in das altbekannte XXL-Rücken-Po-Ausschnitt-Kleidchen schmiss und meine Unterschrift unter mein vermeintliches Todesurteil in Form der fünfseitigen OP-Aufklärung setzte. Hoffentlich war das nun das vorerst letzte Mal.

Anschließend führte mich die Schwester zum kalten OP-Tisch und der Chirurg stellte sich mir vor. Wir kannten uns bereits vom Vorgespräch, das ich bei meinem allerersten Besuch in der Transplantationsambulanz mit ihm geführt hatte. Und immerhin war er mir sympathisch. Ein schwacher Trost für das bevorstehende Massaker. Denn nachdem ich es mir auf dem Tisch bequem gemacht, die Schwester ein großes blaues OP-Tuch über meinen Kopf gelegt und der Arzt meinen Hals rechts neben meinem Kiefer mit einer Spritze betäubt hatte, ging es los.

Er setzte das Skalpell an, machte einen kleinen Schnitt und führte den Katheter unter die Haut. Was für ein unangenehmes Gefühl das war, so nah an meinem Ohr und meinem Kopf. Ich presste meine Fingernägel in meine Handballen und spürte, wie ich wieder wie Espenlaub zu zittern begann. Eine klassische Reaktion meines Körpers, wenn ich in Panik gerate. Denn trotz minutenlangem Schieben und Drücken bewegte sich der Katheter keinen Zentimeter nach vorne. Das Einzige, das sich bewegte, war plötzlich mein Bein und mein Arm, die unkontrolliert gegen ein Metallteil am OP-Tisch knallten.

»Entschuldigung, da habe ich wohl einen Nerv erwischt«, erklärte mir der Arzt meine Zuckungen.

Doch es half alles nichts. Sogar mit einer weiteren Chirurgin und einem Ultraschallgerät als Unterstützung, stocherte der Arzt erfolglos in meinem Hals herum. Während langsam, aber sicher meine anfängliche Angst in eine saubere Panikattacke ausartete. Es trieb mir Tränen in die Augen und ich hatte das Gefühl, keine Luft mehr unter dem blauen OP-Tuch zu bekommen. Game Over. Die Ärzte gaben nach 20 Minuten auf und die Schwester hob das Tuch an, damit ich ein wenig Luft bekam.

»Frau Schwab, es tut uns leid. Aber ihre Venen scheinen von dem zentralvenösen Katheter noch so angeschlagen zu sein, dass wir nicht reinkommen. Wir müssen abbrechen und die Biopsie wann anders über die Leiste durchführen.«

Endlich. Endlich hatte er eingesehen, dass dieses Prozedere reinste Folter war und zu keinerlei Erfolg führte. Am besten hätte ich gleich von Anfang an drauf bestehen sollen, dass wir die Biopsie über die Leiste machen. Dann hätte ich mir wenigstens ein traumatisches Erlebnis erspart.

Wenig später saß ich wieder angezogen, verheult und mit einem dicken Druckverband am Hals vor dem OP. Ich wollte einfach nur noch nach Hause. In mein eigenes großes Bett. Bei meinem Vater. Mit der altvertrauten Umgebung. Und mit Essen, das ich eigenständig aussuchen und kochen konnte. Es war endgültig Zeit, die Heimreise anzutreten. Der Taxifahrer, der mich bereits am Morgen in die Klinik gefahren hatte, holte mich vor dem Klinikeingang ab und fuhr mich nach Hause. Ohne großen Small Talk. Mir war nicht danach.

Erst eineinhalb Stunden später ergriff er das Wort, als er anhielt. »So, da sind wir. Sie sind wieder zu Hause.«

Ich blickte aus dem Fenster. Ja, wir waren tatsächlich da. Ich sah das Auto meines Vaters am Straßenrand stehen, erhaschte einen

Blick auf unser Haus hinter dem Nachbargrundstück und eine der vielen Katzen huschte am Taxi vorbei. Es sah alles noch so aus, wie ich es vor vier Monaten verlassen hatte. Und doch war ich einen kleinen Moment sprachlos. Denn plötzlich begriff ich mehr denn je, dass aus einer einzigen Nacht insgesamt 144 Nächte geworden sind. Aus einem kurzen Wochenendbesuch im Mai war ein ganzer Sommer in München geworden. Und aus einem kranken Herzen und einem implantierten Defibrillator ein neues, gesundes Herz. Das nun sein neues Zuhause kennenlernte.

Langsam stieg ich aus, während der Taxifahrer mir noch meine Sachen vor die Eingangstür trug. Als er davonbrauste, atmete ich tief durch und drückte die Klingel unseres Reihenhauses, die nach wie vor mit ihrem schrecklichen Ton wirklich jeden Tiefschlafenden aufschrecken lässt.

Mein Vater öffnete die Tür, er lächelte mich an und nahm mich wortlos fest in den Arm.

»Hey Paps. Da bin ich wieder.«

25. KAPITEL
WILLI WILL'S WISSEN! (UND LISELOTTE AUCH)

»Ja sag mal, wie ist das denn? Wie fühlt sich das an? Was muss man beachten und bist du jetzt anders?« Fragen über Fragen, das ist meist die typische Reaktion, wenn jemand von meiner Geschichte erfährt. Deshalb beantwortete ich dir bereits in meinem ersten Buch die klassischen Fragen, die gestellt werden, wenn man schon mal tot war. Doch mittlerweile haben sich in meinem Umfeld neue Fragen in den Vordergrund gespielt. Und auch diese Fragezeichen möchte ich in Ausrufezeichen verwandeln. Deshalb Feuer frei: Hier sind die Antworten auf die Top 11 Fragen, von denen dich bestimmt mindestens eine bereits das ganze Buch hindurch bewegt:

1. **Musst du jetzt viele Tabletten nehmen? Und bleibt das so?** Beginnen wir direkt mit der wohl häufigsten Frage, die mir seit der Transplantation gestellt wird. Auch wenn ich noch nicht ganz verstanden habe, warum diese Frage so wichtig ist. Schließlich musste ich schon vorher jahrelang Medikamente nehmen und mein Alltag hat sich dadurch nicht groß verändert. Seit der Transplantation sind es nun vier verschiedene Medikamente, zwei Mal am Tag. Was jedoch nicht bedeutet, dass das bei jeder transplantierten Person gleich ist. Natürlich variieren die Medikamente von Klinik zu Klinik, von Organ zu Organ und von Mensch zu Mensch. Genauso wie die Dosierung. Zu Beginn des Lebens mit einem Spenderorgan sind die Medikamente noch sehr hoch eingestellt, über die Jahre können diese langsam reduziert werden. Aber auch der Stoffwechsel des eigenen Körpers hat einen Einfluss. Von daher kann ich diese Frage nur für mich und meinen Körper beantworten: Ja, es sind einige Medikamente. Aber ich gehöre zu den Glücklichen, die kaum Neben-

wirkungen haben. Zu bedenken ist jedoch, dass die Medikamente Langzeitschäden an anderen Organen bewirken können und das Krebsrisiko deutlich steigt. Umso wichtiger ist es, regelmäßig alle wichtigen Vorsorgeuntersuchungen wahrzunehmen.

2. **Welche Einschränkungen wirst du nun dein restliches Leben haben?**
   Kommen wir zur zweithäufigsten Frage. Die ich wiederum nur für mich persönlich beantworten kann, weil jedes Organ, jeder Mensch, jede Geschichte einzigartig ist. Auch hier darf ich mich dankenswerterweise zu den Glücklichen zählen, die (aktuell) so gut wie keine Einschränkungen in Kauf nehmen müssen. Im ersten Jahr war das allerdings noch ein wenig anders. Denn hier sind die Einschränkungen am größten. Besonders beim Essen gelten fast die gleichen Regeln wie für Schwangere: Die Ernährung muss möglichst keimarm sein. Genauso wie die Umgebung, in der man lebt. Wobei Letzteres ein Leben lang gilt. Aufgrund der immunsystemunterdrückenden Medikamente können transplantierte Menschen schneller und schwerer erkranken. Deshalb sollte immer ein hoher Sauberkeitsstandard herrschen und Menschen gemieden werden, die offensichtlich krank sind. Ansonsten habe ich einen riesengroßen Batzen Freiheit zurückgeschenkt bekommen. Ich kann wieder reisen, regelmäßig arbeiten und natürlich Sport treiben. Ohne große Einschränkungen. Doch auch hier gilt: Jeder Mensch und jedes Leben sind anders. Vergleiche unter Transplantierten können daher Gift für das eigene Seelenheil sein. Wichtig ist, für sich selbst eine gute Balance zwischen Vorsicht und Genuss zu finden und auf diese Art und Weise möglichst viel Lebensqualität zurückzuerlangen.

3. **Bist du durch das neue Herz ein anderer Mensch geworden?**
   Das ist definitiv die TOP 3: Die Frage mit dem mystischen Touch. Und auch wenn du sicher schon gemerkt hast, dass ich für übernatürliche Dinge wie Schicksal oder ein Leben nach dem Tod empfänglich bin, muss ich dich womöglich enttäuschen:

Nein, ich habe nicht das Gefühl, ein anderer Mensch zu sein. Ich bin immer noch die stinknormale Tamara, die ungeduldig und stur ist, aber immer mit dem Herzen handelt. Ich habe keine neuen Vorlieben, neue Talente oder habe plötzlich das Gefühl, ich wäre schon mal irgendwo gewesen, wo ich noch nie war. Ich kann somit für meinen Teil sagen: So sehr ich manchmal an Übernatürliches glaube, so wenig kann ich bestätigen, dass ich durch ein neues Herz ein anderer Mensch geworden bin.

4. **Weißt du etwas über deine Spenderin oder deinen Spender?**
Gemäß dem deutschen Transplantationsgesetz, erhalten transplantierte Personen niemals Informationen über die Spenderin oder den Spender. Selbst wenn sowohl Empfänger als auch Spenderfamilie einverstanden wären. Die einzige Möglichkeit, durch die man Informationen erhalten kann, ist das Schreiben eines anonymen Dankesbriefes an die Spenderfamilie. Dieser Brief wird in der Klinik abgegeben und an die DSO weitergeleitet. Dort wird er gelesen und kontrolliert, ob er dem Anonymitätsanspruch entspricht, und sofern die Spenderfamilie ihr Einverständnis gibt, wird der Brief anschließend zu ihnen gesendet. Andersrum ist der Prozess genauso. Briefe dürfen mehrmals versendet werden, jedoch immer nur anonym. Mehr Informationen darüber sowie Beispielbriefe findest du auf https://dankesbriefe.dso.de

5. **Fühlt sich das neue Herz anders an als das alte?**
Oh ja! Niemals werde ich die ersten Tage nach der Transplantation vergessen. Plötzlich schlug da ein kräftiges Herz ganz regelmäßig in meiner Brust. Es fühlte sich fast so an, als würde es gegen meinen Brustkorb hämmern. Was wohl vor allem daran liegt, dass das neue Herz ein wenig größer ist als mein eigenes, dadurch mehr Platz braucht und es somit schon bei einem normalen Herzschlag für mich viel deutlicher zu spüren ist. Doch noch viel beeindruckender ist sein regelmäßiges Schlagen. Ohne das ständige Gestolpere, das mir früher so viel Angst bereitet hat.

6. **Fiel dir der Abschied von deinem eigenen Herzen schwer?**
Auf die Gefahr hin, dass es grausam klingt, verrate ich dir trotzdem, dass mir der Abschied nicht schwerfiel. Wir zwei haben viel zusammen durchgemacht, viel erlebt und viel geschafft. Doch besonders in den vergangenen Jahren habe ich mehr und mehr gezeigt bekommen, dass ich mich auf mein Herz nicht mehr verlassen kann. Weil es schlicht und ergreifend zu krank war, um verlässlich für mich da zu sein. Deshalb, denke ich, muss man manchmal gehen lassen können. Akzeptieren, dass der gemeinsame Weg in einer Sackgasse mündet. Und bereit sein, sich zu trennen. Nicht im Bösen. Sondern mit Akzeptanz, dass die gemeinsame Zeit ein Ende hat.

7. **Wie lange hält das neue Herz? Hat man eine normale Lebenserwartung?**
Die Antwort auf diese Frage wird dich erst mal schockieren. Die durchschnittliche Lebenserwartung eines Spenderherzens liegt bei rund zehn Jahren (Deutsche Herzstiftung, 2023). Danach kann aber noch eine Retransplantation, also eine zweite Herztransplantation, weitere Lebensjahre schenken. Die durchschnittliche Lebenserwartung hat für mich persönlich jedoch wenig Bedeutung. Viel mehr konzentriere ich mich darauf, dass ich auch durch mein Verhalten einen großen Einfluss auf die Lebenserwartung des Spenderherzens habe. Zum Beispiel durch einen gesunden Lebensstil, Sport, das regelmäßige Wahrnehmen von Kontrolluntersuchungen und die strikte Einnahme der immunsuppressiven Medikamente. Aber natürlich auch das Transplantationsalter, Vorerkrankungen oder Komplikationen bei anderen Organen haben einen Einfluss auf den Durchschnittswert. Von daher orientiere ich mich persönlich lieber an Beispielen aus meinem direkten Bekanntenkreis: Personen, die seit 30 Jahren herztransplantiert sind und denen es gut geht. Oder der Mensch, der bereits vor 40 Jahre sein Spenderherz bekam und damit der älteste Mensch in Deutschland ist, der am längsten mit einem einzigen Spenderherz lebt. Diese Personen sind meine Vorbilder und nehmen mir dadurch die Angst vor den

zehn Jahren. Und außerdem – Statistik traf bei mir doch noch nie zu. Warum also ausgerechnet dieses Mal?

8. **Hat dein Gendefekt auch Einfluss auf dein neues Herz?**
Nein, Gott sei Dank ist das Problem Gendefekt mit der Herztransplantation beseitigt worden. Das Spenderherz besteht aus anderem Genmaterial. Und zwar aus Genen, die gesund sind und keine krankhaften Veränderungen aufweisen. Der Körper muss dadurch nichts mehr im Herz reparieren und baut kein Binde- oder Narbengewebe mehr ein. Mein Gendefekt und dessen Auswirkungen sind mit der Herztransplantation aufgehoben.

9. **Hast du dein altes Herz noch mal gesehen?**
Wie gerne würde ich diese Frage mit »Ja« beantworten. Denn ob du es glaubst oder nicht: Ich hätte es wahnsinnig spannend gefunden, es genauer unter die Lupe zu nehmen, bevor es im ethischen Abfall und dann in der Verbrennungsanlage landet. Konnte man vielleicht sogar von außen die genetischen Veränderungen meines Herzens erkennen? Ich werde es leider nie erfahren. Doch spannend hätte ich es gefunden. Vor allem: Wer kann schon von sich behaupten, dass er sein eigenes Herz gesehen hat?

10. **Muss man immer im Krankenhaus auf ein neues Organ warten?**
Nein, tatsächlich gibt es hier Unterschiede bei den Organen. Menschen, die zum Beispiel eine neue Niere brauchen, können normalerweise zu Hause auf den entscheidenden Anruf warten. Auch bei Lungentransplantationen warten Patienten häufig zu Hause. Beim Herz und einem Hochdringlichkeitsstatus ist die Situation anders. Zum einen darf das Herz nach der Entnahme nur vier Stunden außerhalb eines Körpers sein, zum anderen sind Patienten, die hochdringlich auf ein Spenderherz warten, meist so instabil, dass sie eine dauerhafte medizinische Betreuung benötigen. Sollte das Herz aussetzen, geht es nicht nur um Minuten, sondern auch um eine gute medizinische Versorgung und Reanimation.

11. **Ab wann kann man nach einer Transplantation wieder Sport treiben?**
Kurz und knapp beantwortet: Schneller, als du dich dafür bereit fühlst. So ging es zumindest mir. Drei Wochen nach der Transplantation sollte ich mich das erste Mal auf ein Ergometer setzen. Noch mal zwei Wochen später begann meine Zeit in der Reha, wo ich täglich ein Sportprogramm absolvierte. Denn wie jeder weiß: Sport ist wichtig für unsere Herzgesundheit. Und auch nach einer Herztransplantation sollte man zeitnah wieder damit beginnen.

26. KAPITEL
GEZEICHNET VOM LEBEN

28. November 2021

So vieles hat sich verändert. Ich habe mich verändert. Meine Geschichte, mein Leben und mein Körper haben sich verändert. Nichts ist mehr so, wie es noch vor wenigen Monaten war. Der streichholzschachtelgroße Defibrillator liegt plötzlich nicht mehr wie eine tickende Zeitbombe in meiner Brust, sondern ausgeschaltet in meiner Hand. Meinen Körper ziert nicht mehr nur eine vier Zentimeter breite Narbe am Schlüsselbein. Plötzlich sind da zwei weitere kreisrunde am Bauch und eine 15 Zentimeter große Narbe mitten auf meinem Oberkörper. Und in mir drin, da schlägt nicht mehr mein kaputtes, vernarbtes und von Binde- und Fettgewebe durchzogenes Herz, sondern ein neues, gesundes und kräftiges Herz eines fremden Menschen.

Am 1. August 2021 begann mein neues Leben. Ein neues Leben, das nun überquillt vor Intensität, Dankbarkeit, Liebe, unfassbaren Wundern und tausend klitzekleinen Gänsehautmomenten.

Doch was macht es mit einer jungen Frau, wenn plötzlich eine Menge Narben ihren ganzen Oberkörper zieren? Was macht es mit ihrem Selbstbewusstsein? Und mit ihrem Selbstbild? Die Antworten auf diese Fragen kann ich dir leider nicht geben. Ich kann dir allerdings verraten, was es mit mir gemacht hat. Denn so unterschiedlich und individuell wie Narben sind, genauso verschieden gehen auch wir mit diesen um. Und ich weiß, dass viele, besonders junge Frauen, sich für ihre Narben schämen. Sich nicht trauen, sie zu zeigen, weil sie sie als nicht schön empfinden. Oder sogar ihren ganzen Körper dadurch nicht mehr attraktiv finden.

Und genau aus diesem Grund schreibe ich dieses Kapitel. Denn ich will ehrlich sein. Will meine Sichtweise über die Verletzungen unseres Körpers mit dir teilen. Und dich wachrütteln und dir bewusst machen, wie besonders Narben und ihre Geschichten sind.

Denn Narben sind einmalig. Einmalig schön. Etwas, worauf man unfassbar stolz sein kann. Egal wie klein, wie groß, wie breit, wie sichtbar, wie versteckt, wie vernarbt, wie wulstig, wie rötlich, wie braun oder wie verletzlich sie sein mögen.

Denn Narben sind wie sichtbare Wunder auf deiner Haut. Wunder, die das Leben schreibt. Durch was auch immer sie entstanden sein mögen: Sie zeigen, dass du ein Glückspilz bist. Dass es für dich noch mal gut ausging. Dass du am Leben bist! Dass in einem gefährlichen oder verletzenden Lebensmoment das Glück treu an deiner Seite blieb und für dich ein kleines Wunder geschehen ließ. Jede einzelne deiner Narben macht große oder kleine Wunder, die dir in deinem Leben geschenkt worden sind, sichtbar. Warum also nicht zeigen, dass du ein Glückspilz mit einer spannenden Geschichte bist?

Narben sind außerdem Siegestrophäen im Kampf gegen das Schicksal. Denn in jedem Leben kommt es irgendwann einmal vor, dass das Schicksal eine weniger schöne Erfahrung bereithält. In der wir zeigen müssen, welcher Kampfgeist in uns steckt. Und wenn dich eine Narbe ziert und du noch hier bist, dann kannst du behaupten: Ich habe gekämpft. Und ich war stark. Ich bin vielleicht sogar über mich hinausgewachsen. Und ich habe es geschafft! Ich habe gegen das Schicksal gewonnen!

Und nun erinnert dich für immer eine Narbe auf deiner Haut an deinen gewonnenen Kampf gegen das Schicksal. Eine Narbe, die einer Siegestrophäe gleicht und du immer bei dir tragen wirst. Die du voller Stolz jedem zeigen kannst und jeder mit Ehrfurcht betrachten sollte. Denn sie schreit in die Welt hinaus, wie verdammt stark du bist.

Narben sind auch wie Tattoos des Lebens. Tattoos erzählen oft Geschichten. Sie schmücken mit Bildern, Sprüchen oder Zeichen unsere Körper und erzählen dabei wie ein Buch unsere Erlebnisse, Werte und Erinnerungen. Machen Narben das nicht auch? Erzählen Narben nicht sogar die besten Geschichten? Denn meist sind das die Dinge, die einen Menschen wirklich interessant machen. Weil es die echten, die unverstellten, ungeschönten und imperfekten Geschichten sind, die das wahre Leben erzählen. Und ja, meine eigenen vier Narben werden mein Leben lang die beste Geschichte meines Lebens erzählen und mich tagtäglich daran erinnern, wenn ich in den Spiegel blicke. An das größte Wunder, das mir jemals geschehen ist. An meine Stärke, die ich durch diese Narben und ihre Geschichte gewonnen habe. An die Endlichkeit des Lebens. Und an meine zweite große Chance, die jede Sekunde genutzt werden muss. Egal wie groß, wie auffällig und wie vernarbt sie sind. Meine Narben sind einfach die schönsten und wertvollsten Tattoos, die ich jemals auf meiner Haut tragen werde.

Und nicht zuletzt sind Narben wie besonders wertvolle Schmuckstücke an dir, die es nur ein einziges Mal auf dieser Welt gibt und dir niemand wegnehmen kann. Du bist bereits eine Rarität in dieser Welt – dich gibt es mit deinem Wesen, deinem Handeln und deinen Talenten nur ein einziges Mal. Und nun hat das Leben dir dazu einmalige Schmuckstücke in Form deiner Narben geschenkt. Sie machen deinen Körper noch schöner, als er eh schon ist. Sie sind wie diese Eyecatcher-Accessoires, die ein Outfit abrunden und richtig perfekt machen. Denn du bist perfekt! Mit jeder einzelnen großen oder kleinen Narbe auf deiner Haut. Mit deinen einmalig besonderen Schmuckstücken.

Es hat sich viel verändert. Seit dem 1. August 2021 trage ich drei neue Wunder, Siegestrophäen, Tattoos oder Schmuckstücke auf meiner Haut. Und weißt du was? Ich bin aus tiefstem Herzen so fucking stolz auf meine Narben! Ich würde am liebsten jeden Tag mit einem Monsterausschnitt durch die Gegend laufen, weil ich sie zeigen will. Weil es so besondere Schmuckstücke geworden sind, dass sie jedem meiner Outfits wie durch Zauberhand eine unfassbare Stärke verleihen. Und es ist mir egal, was andere denken! Denn es sind im gleichen Atemzug die schönsten Tattoos, die ich an mir trage. Tattoos, die wahrhaftig zeigen, wie stark ich schon im Leben sein musste. Was für ein unfassbares Glück stets an meiner Seite steht und mich mit Wundern überschüttet. Und gleichzeitig sind es die größten Siegestrophäen, die ich in meinem Leben vorweisen kann. Weil ich sie im Kampf um Leben und Tod gewonnen habe. Und mal ehrlich, wer zeigt nicht gerne, dass er einen der schwersten Kämpfe seines Lebens gewonnen hat?

Deshalb, tu dir selbst einen Gefallen, und schäme dich niemals für deine Geschichte oder deine Narben. Trage sie immer, jederzeit und überall mit dem größten Stolz, den du verspüren kannst. Denn das hast du, das haben dein Selbstbewusstsein und dein Körper verdient. Nichts und niemand anderes auf der Welt kann besser zeigen, wie sehr du gekämpft und gesiegt hast!

27. KAPITEL
KOMMST DU MIT MIR MIT?

31. Dezember 2021

Hätte mir jemand vor einem Jahr verraten, wo ich gerade stehen werde, hätte ich nur müde gelächelt.

»Mhm, klar doch!« Mehr Worte hätte ich für diese irrwitzige Idee nicht übriggehabt. Zu absurd für all die Momente, die ich in den vergangenen Jahren erleben musste. Zu weit weg von der Realität mit einem Herz, das nur noch wenig Kraft in sich trug und herumstolperte wie ein kleines Kind bei seinen ersten Schritten. Und auch ein paar Monate später, während ich im Krankenhaus lag, nicht ahnend, wann ich dort wieder rauskommen und wann ein neues Leben für mich beginnen würde, hätte ich es niemals für möglich gehalten. Genauso wenig wie noch vor einem Tag. Und doch, plötzlich geschieht es. Etwas ganz Besonderes. Das der Inbegriff für das Wunder ist, das mir in diesem Jahr das Schicksal geschenkt hat. Ein Wunder, das Realität wurde. Denn plötzlich stehe ich an einem Ort, von dem ich mich schon vor Jahren verabschiedet habe. Verabschiedet, weil ich dachte, ich würde ihn in meinem Leben nie mehr besuchen können. Nicht mit einem so schwachen Herzen wie meinem. Ich dachte, es wird für immer eine Erinnerung bleiben. Ein Anblick, den ich nur noch auf Bildern bestaunen kann. Aber ich hatte mich geirrt.

Ja, plötzlich stehe ich hier. Schließe die Augen. Der Wind pfeift mir mit voller Kraft um die Ohren. Ich muss mich sicherheitshalber festhalten, weil er mich fast umwirft, so stark ist er. Ich atme tief ein und spüre die kalte, peitschende Luft. Doch die Sonne wärmt mir den Rücken, obwohl es Minusgrade hat. In diesem Moment ist sie wieder da, diese unsagbar große Dankbarkeit, die wie eine Welle durch meinen Körper rauscht und Gänsehaut auf meinem ganzen Körper hinterlässt. Ich atme noch mal tief ein, öffne die Augen und eine Träne läuft mir über das Gesicht. Weil ich nicht glauben kann, was ich da gerade vor mir sehe.

»Hallo, Berge, ich habe euch so vermisst! Ich dachte, ich sehe euch nie mehr von so weit oben. Und erst recht habe ich es nicht mehr für möglich gehalten, auch nur wenige Höhenmeter von euch zu erklimmen. Einfach so im Schnee Stück für Stück dem Himmel entgegen, bis ich plötzlich ganz oben stehe – am Gipfelkreuz, in 1800 Metern Höhe.«

Klar, ich habe es nicht geschafft, den kompletten Weg alleine zu laufen. Noch brauche ich die Gondel für das größte Stück. Doch die letzten Meter habe ich selbst gekämpft und es geschafft. Bis ganz oben, von wo aus ich auf ein unfassbar schönes Panorama blicke und sprachlos bin. Weil mir bewusst wird, dass ich am Ziel angekommen bin. Nicht nur am Ziel unseres spontanen Bergausflugs. Sondern auch am Ziel meines Kampfes um Leben und Tod. Der fünfeinhalb Jahre, 67 Monate oder 2048 Tage andauerte. Der 18 Krankenhausaufenthalte, 13 Defibrillatorschocks, zwei plötzliche Herztode, 12 Eingriffe und eine Herztransplantation enthielt.

Aber ich habe gewonnen. Gewonnen an Erfahrung, an Stärke, an Dankbarkeit, an Bewusstsein für das wahre Leben. Ich habe gelernt, was für mich wirklich wichtig ist im Leben, was mich erfüllt und glücklich macht. Ich habe auf meiner Reise unfassbar tolle Menschen als neue Freunde gewonnen. Und ich habe ein gesundes Herz geschenkt bekommen.

Ja, jeder einzelne Tag, an dem es zu kämpfen galt, jede einzelne Operation, jede Träne, jeder Tag Hoffnung waren es wert.

In meinem ersten Buch hieß das letzte Kapitel *Happy End oder Never Ending Story?* Eine Frage, auf die ich damals nicht mal im Entferntesten eine Antwort hatte. Ich hatte keine Ahnung, ob ich meinen Kampf in nur wenigen Jahren als Verliererin oder als Siegerin beenden würde. Doch heute, etwas über zwei Jahre später, habe ich eine Antwort bekommen. Denn der heutige Tag hätte kein schöneres, kein perfekteres Happy End schreiben können.

Ich bin am letzten Tag des wohl bedeutendsten Jahres meines Lebens angekommen. Angekommen am Ende meines Kampfes und in meinem zweiten Leben. Und dort angekommen, wo ich dir, meinem Heldenmenschen, so nah sein kann wie nirgendwo anders auf dieser Welt. Ich stehe hier, am Gipfelkreuz, und mein Blick schweift von den beeindruckenden schneebedeckten Gipfeln in den Himmel. Ich blinzele in die Sonne und stelle mir vor, wie du da neben ihr schwebst. Auf mich runterblickst und lächelst. Weil du glücklich darüber bist, dass dein Herz und ich so ein super Team sind und wir gemeinsam das Leben in vollen Zügen leben.

In diesem Moment höre ich meine Freunde, die schon wieder auf dem Abstieg sind und mich mit ihren Rufen aus meinen Gedanken reißen. Ich blicke ein letztes Mal in den Himmel, bevor ich mich umdrehe und ihnen folge: »Mein Heldenmensch … es ist jetzt Zeit für mich zu leben. Für mich, aber auch für dich. Deshalb sag mir, kommst du mit mir mit?«

NACHWORT

Das letzte Kapitel ist bereits einige Zeit her. Zeit, in der noch viel passiert ist. Aber nichts, was mit Notärzten, Rettungssanitätern oder lebensbedrohlichen Situationen zu tun hatte. Diese Momente sind endlich Vergangenheit. Stattdessen durfte ich mich einen Monat nach dem letzten Kapitel und nach acht Monaten Fahrabstinenz endlich wieder hinters Lenkrad setzen. Und kurz darauf düste ich in meinen ersten Urlaub. Einen ganz besonderen: Denn ich fuhr alleine für eine Woche an den Ammersee in eine Ferienwohnung. Weg von allem, nur für mich und mein neues Herz. Um zu begreifen, was da in den vergangenen Monaten alles passiert ist. Und auch wenn das ziemlich langweilig und nicht sonderlich spektakulär klingt, es war ein weiterer bedeutender Meilenstein für mich ... weil ich alleine fuhr. Ohne mein Sicherheitsnetz an Freunden oder Familie um mich herum. Ohne ein Krankenhaus in der Nähe. Ohne Nachbarn, die wissen, was im Notfall zu tun ist. Etwas, das bis vor wenigen Monaten noch undenkbar für mich war. Eine kleine Mutprobe für mich selbst, die ich erfolgreich meisterte und die mir ein Stück mehr Vertrauen in mein neues Herz und mein neues Leben gab.

Weitere drei Monate später saß ich das erste Mal nach der Transplantation in einem Flugzeug. Auf dem Weg an die traumhafte Küste der portugiesischen Algarve. Das erste Mal seit meinen zwei plötzlichen Herztoden 2018. Quietschfidel ohne Krankenkittel und EKG an mir. Sondern einfach nur mit einem Koffer und guter Laune. Ich durfte eine ganze Woche lang das Leben auf seine schönste Art und Weise spüren. Durch und durch gesund, mit Meeresluft in der Nase, Sandkörnern unter den Fußsohlen und einer fremden Sprache in den Ohren.

Drei Wochen später startete ich nach genau einem Jahr Krankenstand wieder an meinem Arbeitsplatz. Glücklich, zurück zu sein und von den Arbeitskollegen mit freudigem Herzen willkommen geheißen zu werden. Und zuletzt machte ich mir zu meinem ersten Herzgeburtstag, am 01.08.2022, mein eigenes, ganz besonderes und großes Geschenk. Ich unterschrieb drei Tage später den Vertrag für meine neue und eigene Wohnung nach knapp drei Jahren Kinderzimmerleben bei meinem Vater. Es sollte der letzte und endgültige Startschuss für mein neues, gesundes und selbstständiges Leben sein.

Ob ich mich jemals fragte, warum ausgerechnet mich dieses besondere Schicksal ereilte? Warum ich all das erleben und so viel kämpfen musste, um leben zu dürfen?

Klar habe ich mir diese Fragen in meinen schwärzesten Momenten gestellt. Aber ich habe nie eine Antwort darauf erhalten. Deshalb gab ich mir meine Antwort einfach selbst …

Ich glaube, es hat ausgerechnet mich erwischt, weil das Leben mit mir etwas vorhatte. Etwas Besonderes. Etwas, das man nicht erlernen kann, wenn man einfach so durchs Leben spaziert. Sondern vielmehr, indem man gezeigt bekommt, wie wertvoll unser aller Leben ist. Und zwar genau so, wie es ist, mit seinen schönen, aber auch schwierigen Momenten. Indem das Leben einen zwingt, an sich selbst zu arbeiten, unerschütterlich an sich und das gute Ende zu glauben und niemals seinen Kampfgeist zu verlieren. Ja, ich denke, das Leben wollte mir ein großes Geschenk machen. Es wollte mir Zufriedenheit schenken. Mit Dingen, die für uns inzwischen selbstverständlich geworden sind, wie unsere Gesundheit oder unser ganz normaler Alltag mit den Menschen, die wir lieben. Es wollte mir Dankbarkeit schenken. In einem Maß, das regelmäßig dafür sorgt, dass mein Herz davon fast platzt und mir manchmal Tränen in die Augen schießen lässt. Und nicht zuletzt wollte es mir Stärke schenken. Die Stärke einer Löwin, die zu stolz und zu stur ist, sich jemals geschlagen zu geben. Die alles dafür gibt, um zu überleben. Und die sich nach ihren Kämpfen die Wunden leckt, um schon bald für den nächsten Kampf bereit zu sein.

Ich denke, das Leben wollte mich zu einer besseren Version meiner selbst machen. Also musste ich dieses besondere und wirklich harte Bootcamp überstehen. Aber es hat sich gelohnt! Jeder Kampf, jede Träne, jede Panikattacke und jede Wunde waren es wert zu kämpfen. Denn nun stehe ich hier. Mit meinem persönlichen Happy End – einem gesunden Herzen, einer unglaublich kostbaren Sammlung an Erfahrungen, die ich nun weitergeben möchte, und einer niemals endenden Liebe für das Leben.

Ist dir schon mal aufgefallen, dass Leben rückwärts Nebel heißt?

Wenn wir sagen: »Ich will nicht mehr nur existieren, sondern endlich leben!«, meinen wir damit meistens, dass wir in unserem Leben mehr Glück empfinden, weniger tristen Alltag haben und überwiegend das tun wollen, was uns erfüllt. Doch Leben ist eben nicht nur das Schöne, das Gute und Tolle. So wie das Wort *Leben* mit seinen Buchstaben auch nicht nur etwas Schönes, sondern durch das Rückwärtslesen auch die Kehrseite formulieren kann. Kein Leben besteht nur aus der positiven und tollen Seite. Wir leben nicht nur, wenn wir glücklich und zufrieden sind. Sondern auch, wenn wir die Rückschläge und die Ungewissheit, den *Nebel,* in unserem Leben haben. Diese Kehrseite gehört zu unserem Leben dazu und bringt uns häufig erst dazu, die schönen Seiten des Lebens wirklich und wahrhaftig zu schätzen.

Deshalb bin ich dankbar. Dankbar für die Erfahrungen, die mir das Leben mitgegeben hat. Dankbar, dass ich dadurch unfassbar viel gelernt habe, stark wurde und ganz besondere Erkenntnisse für mich mitnehmen durfte. Und dankbar, dass ich für meinen Glauben an das gute Ende tatsächlich mit diesem belohnt wurde.

Ein fremder Mensch schenkte mir ein neues Leben. Und als ich das erste Mal sein Herz in meiner Brust schlagen spürte, versprach ich ihm, dieses geschenkte Leben aus tiefstem Herzen zu genießen und vor allem: zu leben. So zu leben, wie ich es vorher nie tat. So zu leben, wie man sich als Kind das Leben noch vorstellt. So, wie es eigentlich jeder tun sollte. Mit Dankbarkeit, Leidenschaft, Emotionen, Abenteuer und Herz!

Mehr habe ich dazu nicht zu sagen.

Das ist meine Antwort auf: »Warum hat es ausgerechnet mich erwischt?« Vielleicht ist es nicht die wahre Antwort. Aber wie sang Pippi Langstrumpf so schön?

Ich mach' mir die Welt
Widdewidde wie sie mir gefällt …

DANKE

Wo fange ich nur an? So viele Menschen haben mich auf meiner langen Reise begleitet. Mich vom Aufgeben abgehalten, mit mir gekämpft, mir Wege geebnet, mich gepflegt und aufgepäppelt, mir das Leben gerettet, mit mir gelacht und geweint. Keine der gemeinsamen Sekunden war für mich selbstverständlich. Im Gegenteil – jeder Moment war ein riesengroßes Geschenk. Geschenke, die ich für immer in meinem Herzen trage werde. Deshalb ist es an dieser Stelle Zeit, danke zu sagen.

Mein erster Dank geht an all die Ärzte, Pfleger und Therapeuten, die mich während meiner letzten großen Krankenhaus- und Rehabilitationsreise unterstützend begleitet haben. Menschen, die für mich wie Löwen gekämpft, Risiken eingegangen sind, mir Hoffnung geschenkt und ein Lächeln ins Gesicht gezaubert haben. Die mir sehr dabei halfen, niemals aufzugeben, und mir das Gefühl vermittelten, nicht alleine zu kämpfen, sondern gemeinsam mit einem Team im Rücken. Mein besonderer Dank geht an Dr. med. S. Braun, Dr. med. E. Lorenz, Dr. med. C. Grinninger, Dr. J. Schiefermüller, Dr. med. E. Martens, Prof. Dr. med. M. Pichlmaier, Prof. Dr. med. C. Hagl, Dr. med. D. Westphal, Dr. med. H. Knopp, Elisabeth Buchberger, Tina Schick, Peter Brennessel, Alexander Theis und Diana Wengel. Doch ich danke auch all den anderen, die ich hier nicht namentlich erwähne, die mir aber genauso halfen, wieder auf die Beine zu kommen. Eure Arbeit, die ihr mit Herzblut und großem Einsatz verfolgt, ist wahnsinnig wertvoll. Für mich und für viele andere Menschen, deren Leben ihr nach vielen Kämpfen zum Guten wendet.

Mein nächster Dank geht an eine weitere Person im medizinischen Bereich. Eine Frau, die selbst Ärztin ist und durch die Krankheit ARVC einen schweren Schicksalsschlag erleben musste. Doch sie ließ sich davon nicht kleinkriegen. Im Gegenteil. Sie sagte der Krankheit den Kampf an. Heute ist sie mit ihrer erfolgreichen, deutschlandweiten ARVC-Selbsthilfegruppe eine unfassbar starke Stütze für Menschen, die an dieser Krankheit leiden. Liebe Ruth, wer weiß, ob ich ohne dich heute noch leben würde. Wer weiß, was geschehen wäre, wenn du damals nicht die Initiative ergriffen und einen anderen Arzt für mich kontaktiert hättest, als mich das Krankenhaus ohne weitere Hilfe entlassen wollte. Du warst einer meiner großen Engel in dieser Zeit und hast bedingungslos mit mir gekämpft. Dafür werde ich dir bis zu meinem Lebensende dankbar sein. Danke für deinen ehrenamtlichen Einsatz. Danke für all deine Zeit. Und danke für deine mütterliche Liebe deinen Schützlingen gegenüber. Du bist ein Engel auf Erden.

Ein anderer Engel in meinem Leben begleitet mich mittlerweile vom Himmel aus. Liebe Jen, auch wenn du das niemals lesen wirst, weil du 2022 ganz plötzlich meinem Heldenmenschen in den Himmel gefolgt bist, möchte ich diesen Dank hier aussprechen. Du hast mich in all den Jahren begleitet. Hast all die schweren Zeiten mit mir durchlebt. Hast mit mir gekämpft, dir unendlich viel Gejammer von mir angehört, mir unermüdlich Mut zugesprochen und warst an meiner Seite, als ich das letzte Mal notfallmäßig ins Krankenhaus kam. Du warst immer für mich da, hast sogar für mich eingekauft, wenn ich im Krankenhaus etwas brauchte, oder mir selbst gekochtes Essen gebracht. Du warst die beste Freundin, die ich mir jemals hätte vorstellen können. Du warst ein Teil meiner Familie. Deshalb schicke ich diesen Dank nun nach oben zu dir. Danke für neun gemeinsame Jahre, mit unendlich vielen schönen Momenten, mit viel gemeinsamem Lachen und mit so viel freundschaftlicher Liebe und Fürsorge. Du warst und wirst für immer meine beste Freundin bleiben. Und bis wir uns wiedersehen, machst du bitte mit meinem Heldenmenschen den Himmel unsicher …

Ich gebe mir währenddessen Mühe, die Welt noch ein wenig aufzumischen. Gemeinsam mit den Menschen, die an meiner Seite stehen. Meiner Mutter Barbara, meinem Vater Joachim und meinem Bruder Julian. Eine kleine, aber feine Familie, das waren wir schon immer. Umso mehr bin ich unfassbar dankbar dafür, dass es euch in meinem

Leben gibt und ihr mich in so vielen Kämpfen immer bedingungslos und stark unterstützt habt. Viele Tränen, viele Panikmomente, viel Hoffnungslosigkeit musstet ihr mit mir durchmachen. Doch ihr habt mich immer wieder aufgerichtet, mir Zuflucht geboten, mir Sicherheit vermittelt, mir gut zugesprochen. Mir unermüdlich gezeigt, warum es sich zu kämpfen lohnt. Und dafür danke ich euch, aus tiefstem Herzen.

Genauso wie all meinen Freunden, Arbeitskollegen und meinem Mentor. Liebe Sina, Peter, Martina, Giacomo, Dani, Katha, Lisa, Philipp, Patrizia, meine lieben Arbeitskollegen, mein lieber Mentor Michael Ehlers und all die anderen, die mich auf meinem Weg unterstützten: Ihr habt mir gezeigt, was wahre Freundschaft bedeutet. Seid zum Teil Stunden durch die Gegend gefahren, um mich zu besuchen. Habt mir liebe Videobotschaften, Nachrichten und Geschenke ins Krankenhaus geschickt. Oder mich einige Zeit in der Reha begleitet. Momente, die mich noch heute zu Tränen rühren. Ihr wart und seid wahnsinnig wichtige Stützen in meinem Leben, weshalb ich euch so dankbar für all eure Liebe bin. Auf dass unser gemeinsamer Weg viele, viele Jahre weitergeht …

Wie auch der Weg mit einem weiteren Menschen, den ich erst während meiner Transplantationsreise kennenlernte. Liebe Abelina, du musstest mich ganze 32 Tage am Stück in einer mehr als miesen Situation aushalten. Und ich weiß, dass das sicher manchmal nicht so einfach war. Doch du hast mich nicht nur ausgehalten, du hast mir gleichzeitig die angenehmste und schönste Wartezeit auf mein Spenderherz bereitet, die ich mir hätte vorstellen können. Du hast mit mir gelacht, geweint, dich aufgeregt, geärgert, gehofft. Und hast dich am Ende aus tiefstem Herzen mit mir gefreut, als unsere Zeit mit dem alles entscheidenden Anruf endete. Heute schlagen zwar zwei neue Herzen in uns, trotzdem fühle ich mich dir noch immer wahnsinnig verbunden. Deshalb bin ich zutiefst dankbar für diese besondere Herzensbegegnung und für dich als Mensch in meinem Leben. Danke für unsere besondere Geschichte mit der Überschrift: Vier Herzen, eine Freundschaft …

Und um den Freundschaftsteil abzuschließen, möchte ich noch einen letzten Dank an viele Menschen in meiner Instagram-Community richten. Sicher stellt sich die Frage: Hat eine Insta-Community etwas mit Freundschaft zu tun? Doch ich für meinen Teil kann sagen: Aus meiner Community haben sich viele Freundschaften ergeben. Mit Menschen, die mich digital auf meiner Reise begleiteten, mir regelmäßig Mut zusprachen, mit mir gezittert und sich mit mir gefreut haben. Die mir Geschenke ins Krankenhaus schickten und von denen ich einige auch schon persönlich treffen durfte. Es sind Verbindungen, die digital starteten, aber von denen einige bereits den Sprung ins reale Leben schafften. Und dafür möchte ich danke sagen.

So wie auch für die Arbeit der Deutschen Stiftung Organtransplantation, den Mitarbeitern von Eurotransplant, des LMU Klinikums und der anderen Kliniken, in welchen ich lag. Die Arbeit, die an diesen Stellen geleistet werden muss, ist hart. Nachtschichten, schwierige Entscheidungen und Konfrontationen mit dem Tod stehen auf der Tagesordnung. Trotzdem stellen sich die Mitarbeiter dort täglich diesen Herausforderungen. Für Menschenleben, die dadurch gerettet werden. Deshalb möchte ich auch hier für den unermüdlichen Einsatz danken.

Doch ohne Menschen, die bereit wären, ihre Organe zu spenden oder die Organe ihrer Liebsten freizugeben, wäre diese Arbeit gar nicht möglich. Deshalb komme ich nun zu den größten Danksagungen. Zunächst an alle Menschen, die bereit sind, als Held von dieser Welt zu gehen. Indem sie ihre Organe nach ihrem Tod an andere schenken und damit Leben retten. Genauso wie an all die Angehörigen, die es schaffen, in einer der schlimmsten Situationen eine Entscheidung für das Leben zu treffen. Eure Entscheidungen bedeuten wahren Mut, tiefste Nächstenliebe und unzählig viele Momente pures Leben.

Und ich bin mir sicher, dass ich für die meisten oder fast alle Organtransplantierten spreche: Unsere Dankbarkeit für das große Geschenk Organspende ist grenzenlos.

Grenzenlos wie die Liebe, die ich für dich, mein Heldenmensch, und für deine Familie, die noch mit mir gemeinsam hier auf der Erde ist, empfinde. Du hast mir mit deinem Herzen ein zweites Leben ohne ständige Angst und mit unzählig vielen schönen Momenten geschenkt. Ein Leben, das ich mit jeder Faser meines Körpers genieße. Aber auch jeden Tag für dich mitlebe. Ich weiß, dass du immer bei mir bist und auf mich achtest.

Und selbst wenn ich nie erfahren werde, wer du genau warst, wirst du für immer der wichtigste Mensch in meinem Leben sein. Du bist mein Heldenmensch. Mein(e) Lebensretter(in). Mein(e) Momenteschenker(in). Mein Engel. Ich werde dein Herz lieben und achten, bis auch unsere Reise zu Ende geht, und dann freue ich mich, dich in vielen, vielen Jahren da oben im Himmel endlich persönlich kennenzulernen. Doch bis dahin freue ich mich immer wieder aus deinem tiefsten Herzen, wenn du mich hier auf Erden kurz besuchen kommst und diesen besonderen Gänsehautschauer auf meiner Haut hinterlässt … danke. Für dein geschenktes Herz. Für dieses Leben. Und für all diese ganz besonderen emotionalen Erlebnisse, die ich durch dich erfahren darf.

ÜBER DEN ARVC-SELBSTHILFE E. V.

Du hast den Verdacht, dass in dir ein Gendefekt schlummern könnte? Du kämpfst vielleicht auch schon seit Längerem mit einer Herzmuskelentzündung, hast unerklärbare Herzrhythmusstörungen oder vielleicht sogar bereits einen plötzlichen Herztod überlebt, aber noch keine rechte Erklärung dafür? Oder nur eine dürftige Erklärung ohne anständige Heilungsansätze?

Dann gib deine detektivische Suche nach dem Grund deiner Beschwerden nicht auf und nimm das Zepter selbst in die Hand. Indem du zum Beispiel Kontakt zu einer Selbsthilfegruppe aufnimmst.

Besonders die Krankheit ARVC/ALVC wird häufig von Ärzten nicht erkannt und als Herzmuskelentzündung oder psychische Dysfunktionen fehldiagnostiziert. Es ist bekannt, dass die Krankheit selten von Ärzten erkannt wird, aber deutlich häufiger in der Gesellschaft existiert. Solltest du also den Verdacht haben, dass diese Krankheit auch in dir steckt, kann ich dir den Verein ARVC-Selbsthilfe im wahrsten Sinne des Wortes wärmstens ans Herz legen. Schau dich dort einfach um, lies dir die Details zur Erkrankung durch und wenn du weitere Unterstützung brauchst, dann melde dich einfach direkt beim Verein:

www.arvc-selbsthilfe.org

Sollte sich dein Verdacht tatsächlich erhärten oder bewahrheiten, triffst du im Verein nicht nur auf eine Menge potenzieller lieber Leidensgenossen, mit denen du dich austauschen kannst. Sondern du erhältst auch ein Netzwerk an Ärzten in ganz Deutschland, die sich sehr gut mit der Erkrankung auskennen. Und on top wirst du dort immer ein offenes Ohr für deine Sorgen und Ängste finden. Du kannst also nur gewinnen.

GLOSSAR

ARVC/ALVC: Die Abkürzung bedeutet **A**rrhythmogene **r**echts/links-**v**entrikuläre **K**ardiomyopathie und ist ein Krankheitsbild, das sich aufgrund eines Defekts im Erbgut eines Menschen äußert. Weitere Details findest du im dritten Kapitel oder auf der Seite der ARVC-Selbsthilfegruppe: www.arvc-selbsthilfe.org

Herzkammerflimmern: Herzkammerflimmern ist eine lebensbedrohliche und pulslose Herzrhythmusstörung, bei der sich der Herzmuskel nicht mehr regelrecht kontrahiert. Dadurch ist das Herz nicht mehr in der Lage, Blut zu pumpen und die Betroffenen werden innerhalb von Sekunden bewusstlos. Unbehandelt führt diese Rhythmusstörung innerhalb von Minuten zum Tod.

Herzkatheteruntersuchung: Bei dieser Untersuchung wird ein dünner, biegsamer Kunststoffschlauch (Herzkatheter) über ein Gefäß in der Leiste, dem Handgelenk oder dem Hals bis zum Herzen vorgeschoben. Mithilfe des Herzkatheters können verschiedene Parameter im Herzen gemessen werden, die über die Arbeitskraft des Herzmuskels Auskunft geben. Oder aber man nutzt diese Untersuchung dazu, eine Gewebeprobe aus dem Herzen zu gewinnen.

Herzmuskelbiopsie: Diese Behandlung umfasst die Entnahme (Biopsie) von Herzmuskelgewebe aus dem Myokard zu Diagnostikzwecken.

ICD: Dies ist die Bezeichnung für einen implantierten Defibrillator. Der ICD erkennt eine ventrikuläre Tachykardie und kann diese durch antitachykardes Pacing (Überstimulation) oder durch Schockabgabe terminieren.

Katheter-Ablation: Diese Behandlung mithilfe eines Herzkatheters dient dazu, Herzrhythmusstörungen zu unterbinden. Dabei wird

Gewebe aus dem Reizbildungs- und Reizleitungssystem des Herzens gezielt verödet (verbrannt oder vereist), um schädliche überschüssige Herzimpulse zu beseitigen.

Langzeit-EKG: Im Langzeit-EKG wird das Elektrokardiogramm des Patienten über einen längeren Zeitraum von meist 24 Stunden aufgezeichnet.

Plötzlicher Herztod: Der plötzliche Herztod ist der Fachbegriff für den »Sekundentod«, einen plötzlich und unerwartet eingetretenen Tod mit Ursache im Herzen, wie zum Beispiel Kammerflimmern oder ein Herzinfarkt.

Ventrikuläre Tachykardie: Diese Herzrhythmusstörung ist lebensbedrohlich und geht von den Herzkammern aus. Sie kann zu Herzkammerflimmern und in Folge zu einem plötzlichen Herztod führen.

QUELLENVERZEICHNIS

1. Dr. Judith Lorenz: Prognose. Herzstillstand überlebt, Hirn geschädigt. 2021. (www.medical-tribune.de/medizin-und-forschung/artikel/herzstill-stand-ueberlebt-hirn-geschaedigt) (Abgerufen am 23.10.2023)
2. ARVC-Selbsthilfe e. V.: ARVC-Selbsthilfe. 2023. www.arvc-selbsthilfe.org) (Abgerufen am 23.10.2023)
3. ARVC-Selbsthilfe e. V.: ARVC-Selbsthilfe. 2023.
4. ARVC-Selbsthilfe e. V.: ARVC-Selbsthilfe. 2023.
5. ARVC-Selbsthilfe e. V.: ARVC-Selbsthilfe. 2023.
6. A. Vehling, G. Lauterbach, J. Strauch, Th. Wahlers: Herzschrittmacher-Ambulanz – ein Aufgabengebiet für die Kardiotechnik. 2006. (https://dgfkt.de/wp-content/uploads/KARDIOTECHNIK-Ausgabe-2006-3-vehling.pdf) (Abgerufen am 23.10.2023)
7. Dr. med. C. W. Israel, J. C. Manegold: Elektrischer Sturm. Definition, Häufigkeit, Ursachen und prognostische Implikationen. 2014. Erschienen in Herzschrittmachertherapie + Elektrophysiologie. Ausgabe 2/2014.
8. Bundeszentrale für gesundheitliche Aufklärung (BZgA): Organspende. Die Entscheidung zählt! (www.organspende-info.de) (Abgerufen am 23.10.2023)
9. Novartis Pharma GmbH: Transplantation verstehen. Wissen für das neue Leben. 2020. (www.transplantation-verstehen.de/organe/herz/operation) (Abgerufen am 23.10.2023)
10. Eurotransplant: Eurotransplant. 2023. (www.eurotransplant.org) (Abgerufen am 23.10.2023)
11. Bundeszentrale für gesundheitliche Aufklärung (BZgA): Organspende. Die Entscheidung zählt!
12. DRK-Blutspendedienst Baden-Württemberg – Hessen gemeinnützige GmbH: Deutsches Rotes Kreuz. 2023. (www.blutspende.de/blutspende/wissenswertes-ueber-blut-blutgruppen) (Abgerufen am 23.10.2023)
13. Deutsche Stiftung Organtransplantation (DSO): Jahresbericht. Organspende und Transplantation in Deutschland. Frankfurt/Main. 2023. S. 66
14. Deutsche Stiftung Organtransplantation (DSO): Jahresbericht. Organspende und Transplantation in Deutschland. Frankfurt/Main. 2022. S. 9
15. Destatis: Pressemitteilung Nr. 014 vom 11. Januar 2022. (https://www.destatis.de/DE/Presse/Pressemitteilungen/2022/01/PD22_014_126.html#:~:text=1%2C02%20 Millionen%20Sterbefälle%20im%20Jahr%20

2021&text=Über%20eine%20 Million%20Sterbefälle%20hatte,(rund%20 1%20001%20600) (Abgerufen am 23.10.2023)
16. Statista: Anzahl der Sterbefälle in deutschen Krankenhäusern bis 2021. 2023. (https://de.statista.com/statistik/daten/studie/218760/umfrage/sterbefaelle-in-deutschen-krankenhaeusern/#:~:text=Die%20vorliegende%20Statistik%20zeigt%20die,insgesamt%20447.473%20Personen%20in%20Krankenhäusern) (Abgerufen am 23.10.2023)
17. Techniker Krankenkasse: Die häufigsten Irrtümer über die Organspende. 2023. (www.tk.de/techniker/gesundheit-und-medizin/behandlungen-und-medizin/organspende/die-haeufigsten-irrtuemer-ueber-die-organspende-2022026?tkcm=ab) (Abgerufen am 23.10.2023)
18. Techniker Krankenkasse: Die häufigsten Irrtümer über die Organspende. 2023.
19. Bundesgesundheitsministerium: Fragen und Antworten zum Thema Organspende. 2023. (www.bundesgesundheitsministerium.de/themen/praevention/organspende/faqs.html) (Abgerufen am 23.10.2023)
20. Techniker Krankenkasse: Die häufigsten Irrtümer über die Organspende. 2023.
21. Euronews, EBU/RAI: Organspende-Rekord in Italien: Die Leber stammte von einer 100-Jährigen. 2022. (https://de.euronews.com/2022/11/12/organspende-rekord-in-italien-die-leber-stammte-von-einer-100-jahrigen) (Abgerufen am 23.10.2023)
22. Bundesgesundheitsministerium: Fragen und Antworten zum Thema Organspende. 2023.
23. Techniker Krankenkasse: Die häufigsten Irrtümer über die Organspende. 2023.
24. Techniker Krankenkasse: Die häufigsten Irrtümer über die Organspende. 2023.
25. Bundesgesundheitsministerium: Fragen und Antworten zum Thema Organspende. 2023.
26. Bundesärztekammer: Tätigkeitsbericht 2012. (www.bundesaerztekammer.de/fileadmin/user_upload/_old-files/downloads/Taetigkeit2012_05.pdf) (Abgerufen am 23.10.2023)
27. Techniker Krankenkasse: Die häufigsten Irrtümer über die Organspende. 2023.
28. Bundesgesundheitsministerium: Fragen und Antworten zum Thema Organspende. 2023.